マンガでわかる 食べてうつぬけ 鉄欠乏女子（テケジョ）救出ガイド

精神科医 奥平智之
マンガ いしいまき

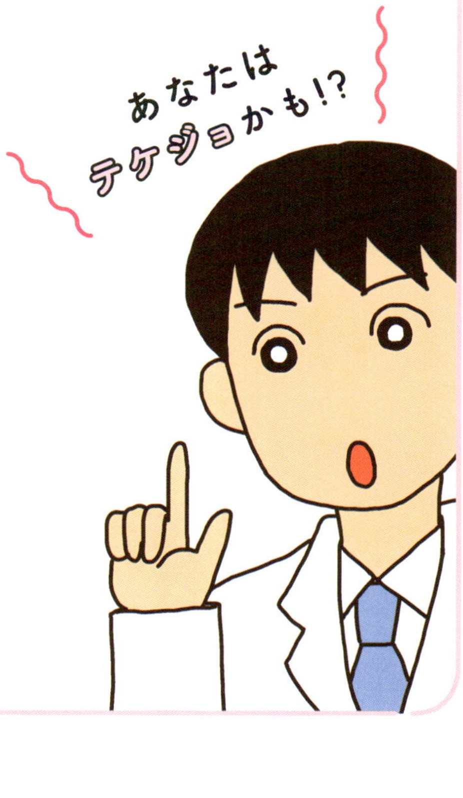

CONTENTS

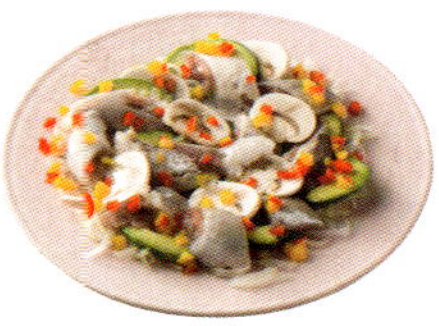

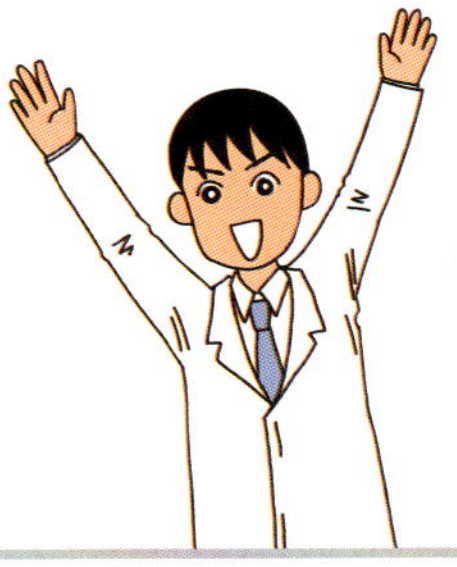

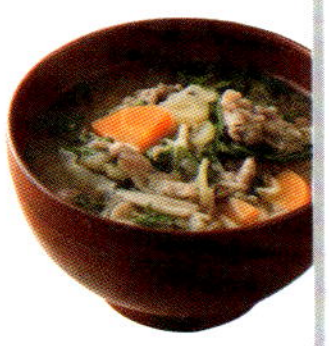

はじめに

その不調、原因は**鉄欠乏**かもしれません

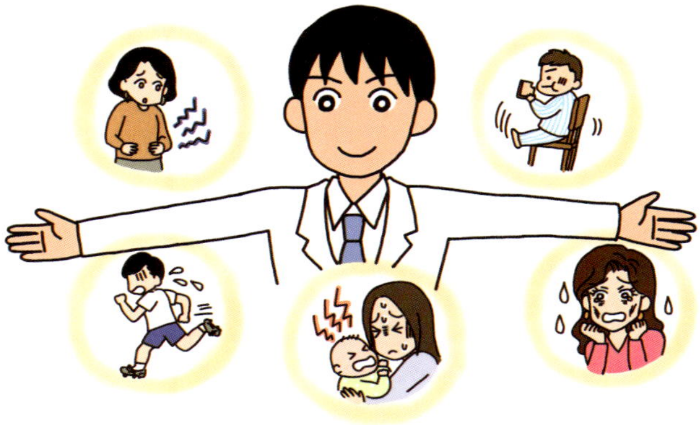

特定の栄養の不足が、ココロとカラダの不調を引き起こすことがあります。その代表が「**鉄**」です。

2017年に出版した『マンガでわかるココロの不調回復 食べてうつぬけ』では、鉄欠乏を中心に、さまざまな栄養素がココロやカラダの不調に関係していることや、栄養面からの血液検査の読み方などについてわかりやすく説明しました。

その本で私が**鉄欠乏女子を「テケジョ」**と名づけたところ、「私もテケジョかもしれません」「もしかしたら、うちの子もテケジョかも」という声が全国から殺到しました。鉄欠乏にもかかわらず見逃されてしまい、改善のチャンスを失っている人がいかに多いかを痛感しました。

この本ではさらに一歩進めて、テケジョやテケコ（鉄欠乏の子ども）脱出のための、「**鉄欠乏回復食＝テケ食**」について、どなたにもわかりやすいようマンガでやさしく解説しました。

すぐに実践できるように、おすすめの食材とレシピもご紹介しています。鉄欠乏と、そのほかの栄養素の不足について、もっと知りたいかたは、前書もあわせてご覧いただければと思います。

ココロとカラダの健康は、まず食事と栄養から。この本で、ひとりでも多くのかたが、いま困っていらっしゃる心身の不調から、回復することを心から願っています。

2019年 3月

奥平 智之

What is Tekejo?

あなたも、実はテケジョ。鉄欠乏女子かも!?

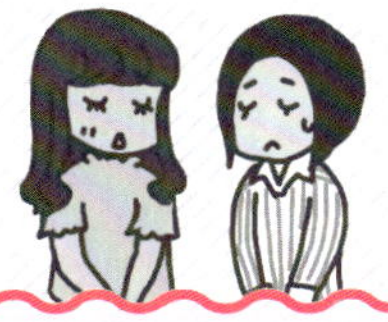

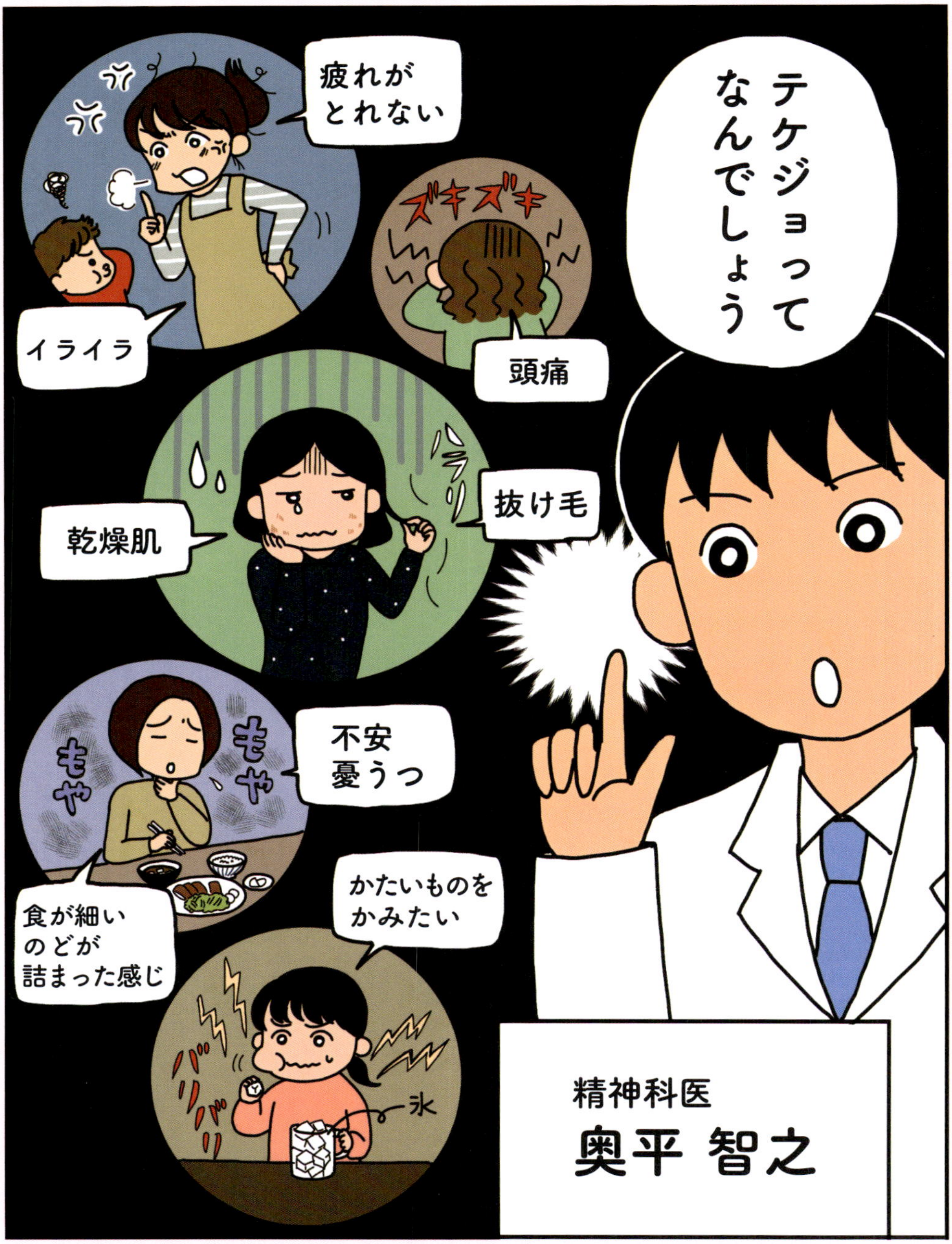

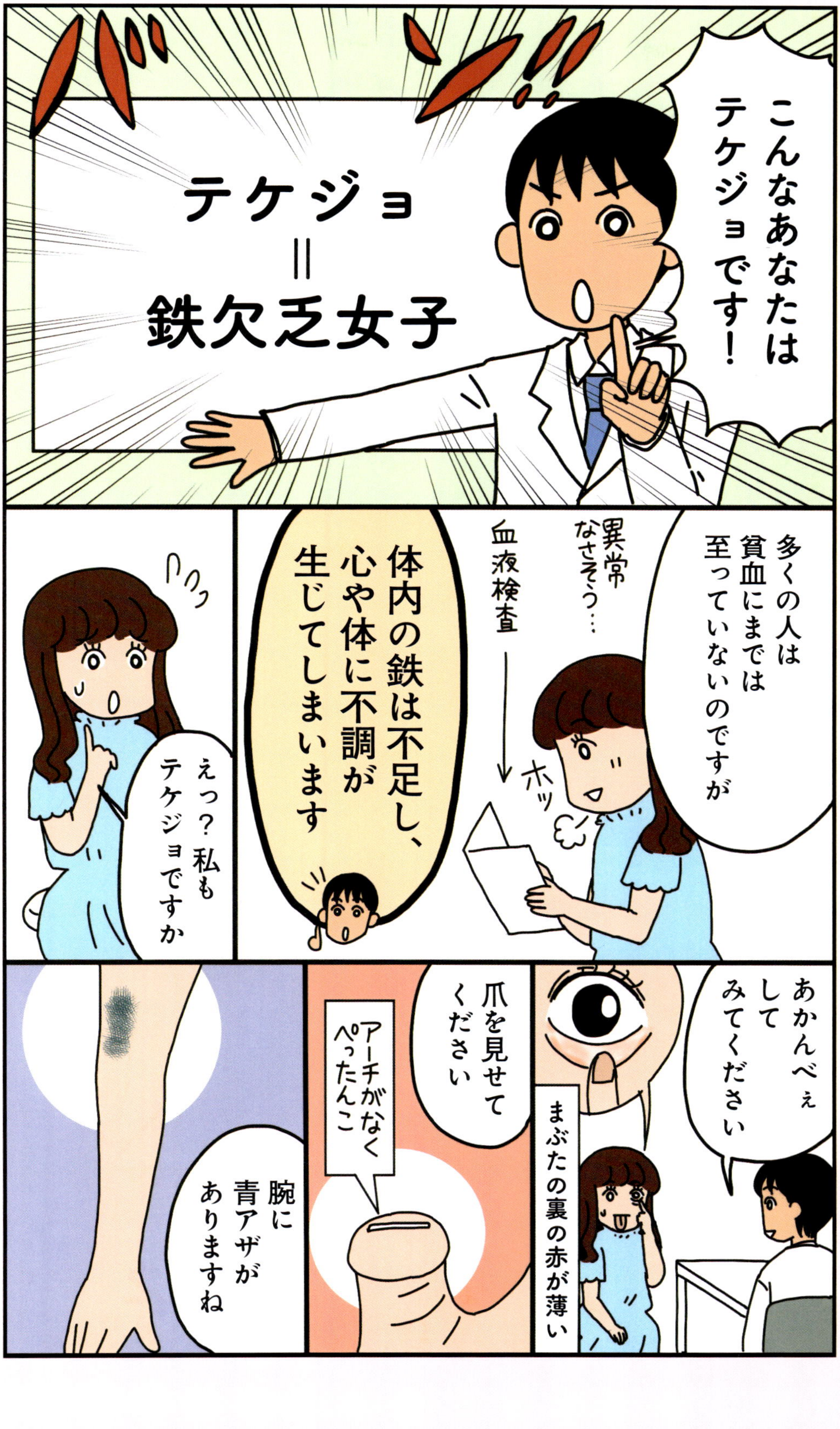
こんなあなたはテケジョです!
テケジョ
=
鉄欠乏女子
多くの人は貧血にまでは至っていないのですが
異常なさそう…
血液検査
ホッ
体内の鉄は不足し、心や体に不調が生じてしまいます
えっ? 私もテケジョですか
あかんべぇしてみてください
まぶたの裏の赤が薄い
爪を見せてください
アーチがなくぺったんこ
腕に青アザがありますね

あなたの鉄欠乏は爪でわかる!

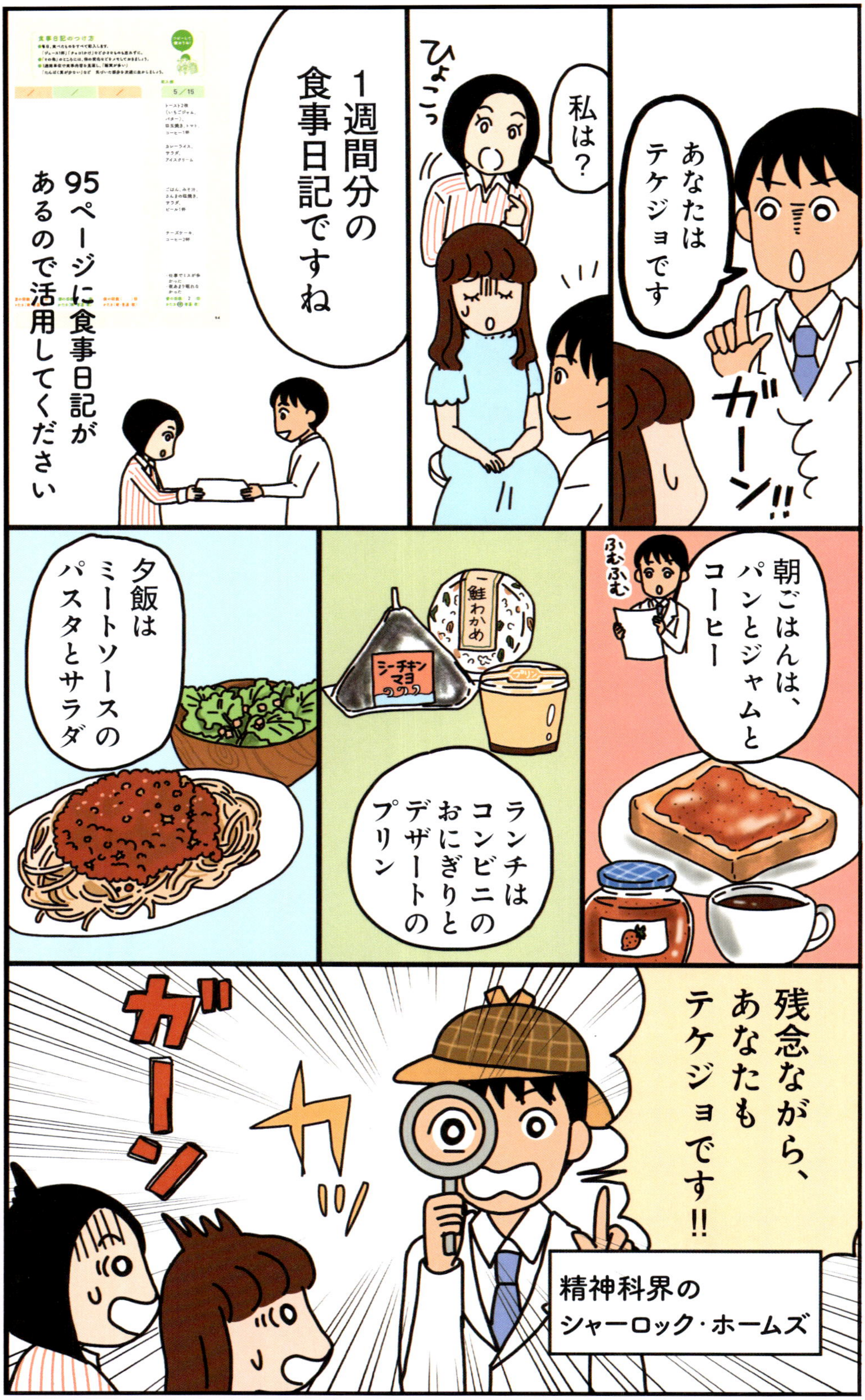
あなたはテケジョです
ガーン!!
ひょこっ
私は？
1週間分の食事日記ですね
95ページに食事日記があるので活用してください
ふむふむ
朝ごはんは、パンとジャムとコーヒー
鮭わかめ
シーチキンマヨ
プリン
ランチはコンビニのおにぎりとデザートのプリン
夕飯はミートソースのパスタとサラダ
残念ながら、あなたもテケジョです!!
ガーン
精神科界のシャーロック・ホームズ

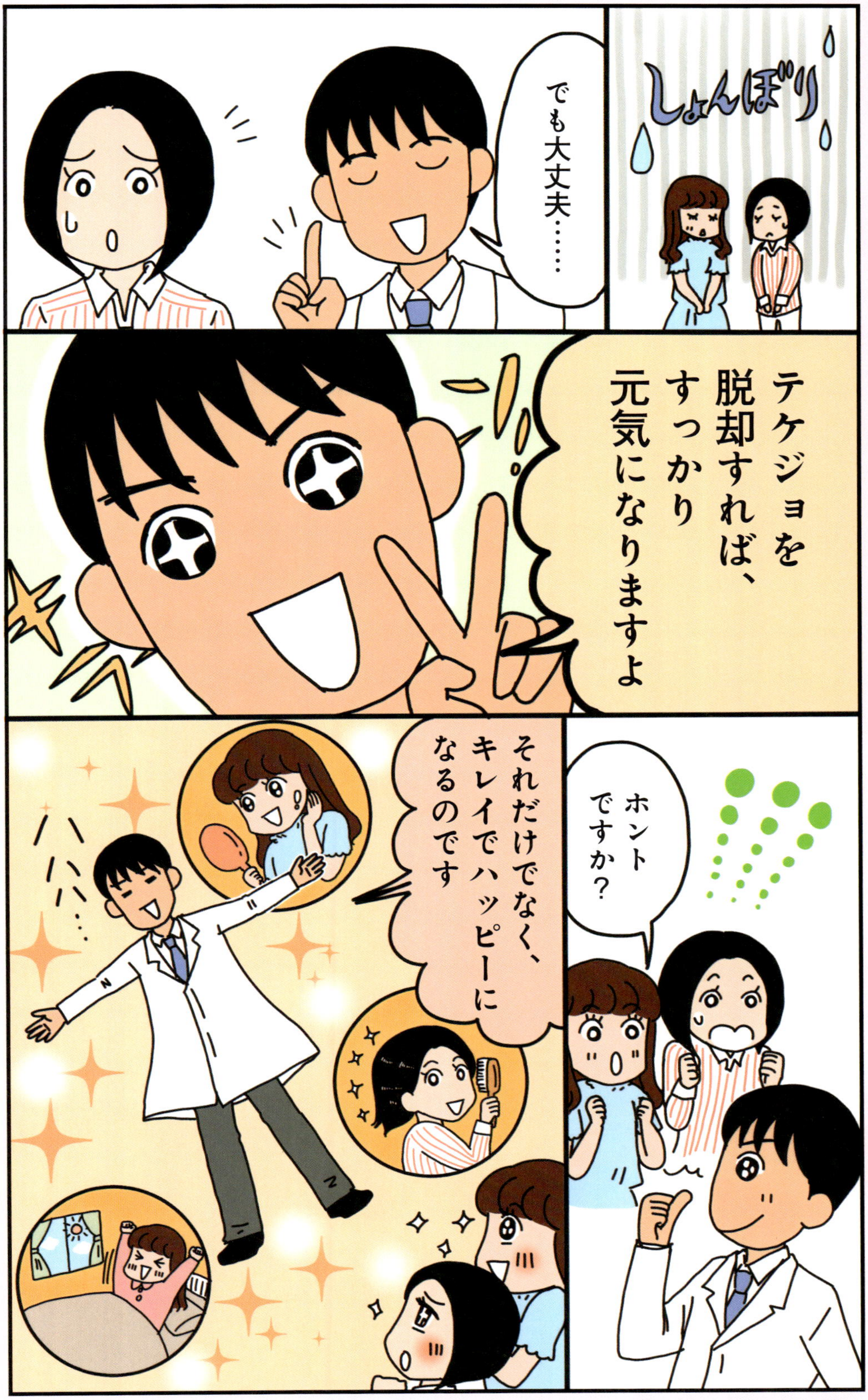

生理がある女性の約9割がテケジョ！

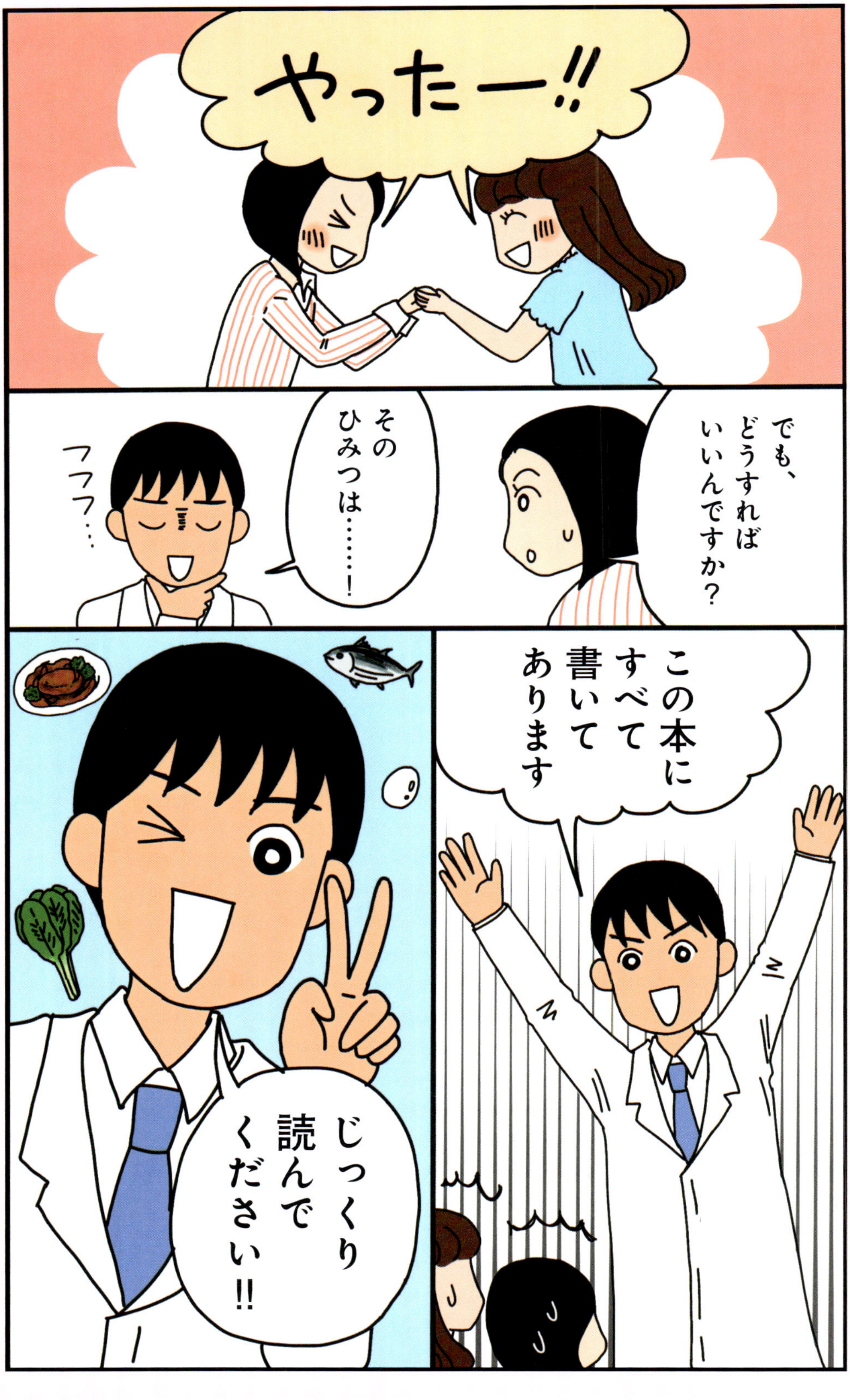
やったー!!
でも、どうすればいいんですか？
そのひみつは……!
フフフ…
この本にすべて書いてあります
じっくり読んでください!!

Part1

鉄欠乏女子 テケジョ・テケコ 5つの脱出物語

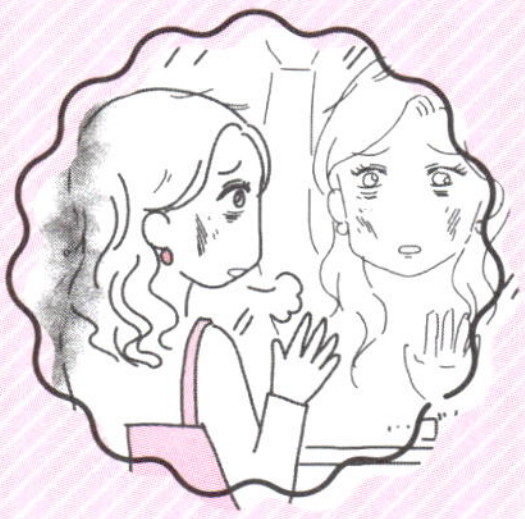

会社員　サトミさん
25歳

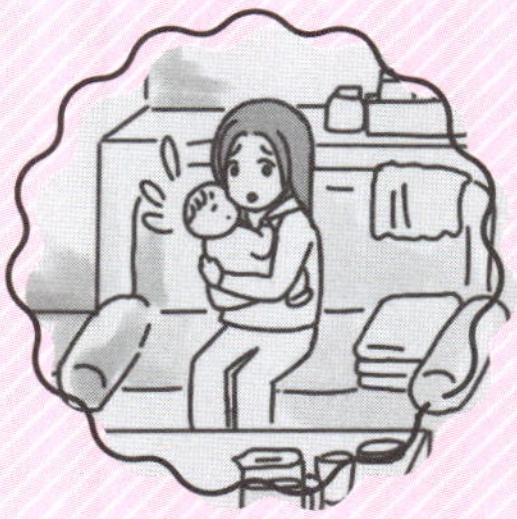

新米ママ　アオイさん
31歳

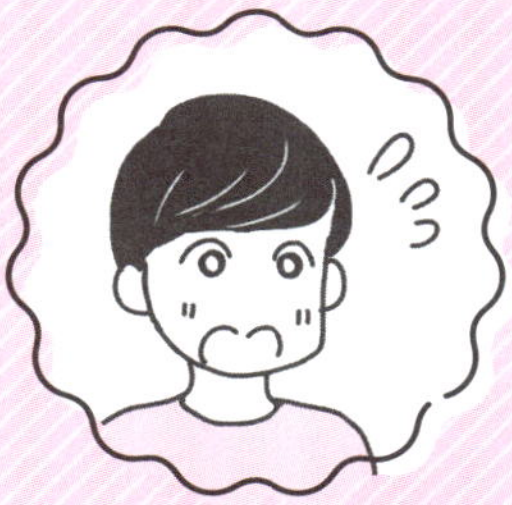

女子高生　メイちゃん
16歳

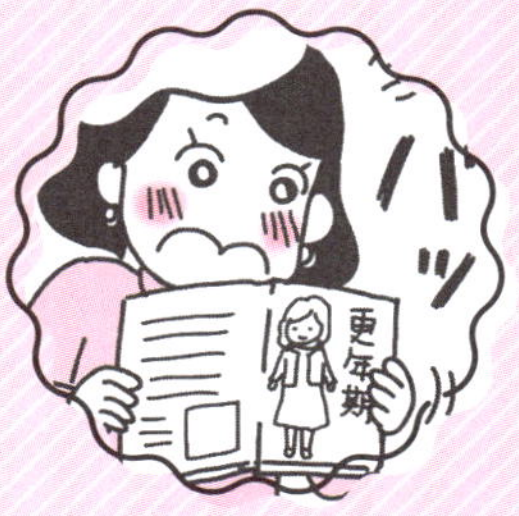

管理職　ユリコさん
46歳

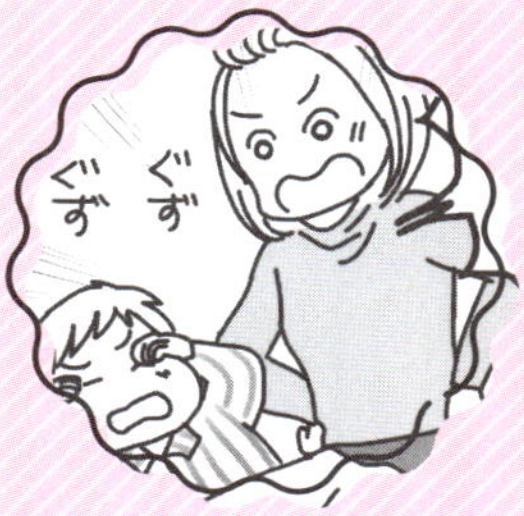

幼稚園　ケントくん
5歳

テケジョ case_1

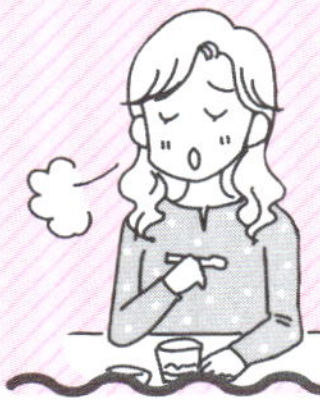

会社員 サトミさん 25歳

イライラ、憂うつ、眠れない いつも疲れてるのはなぜ?

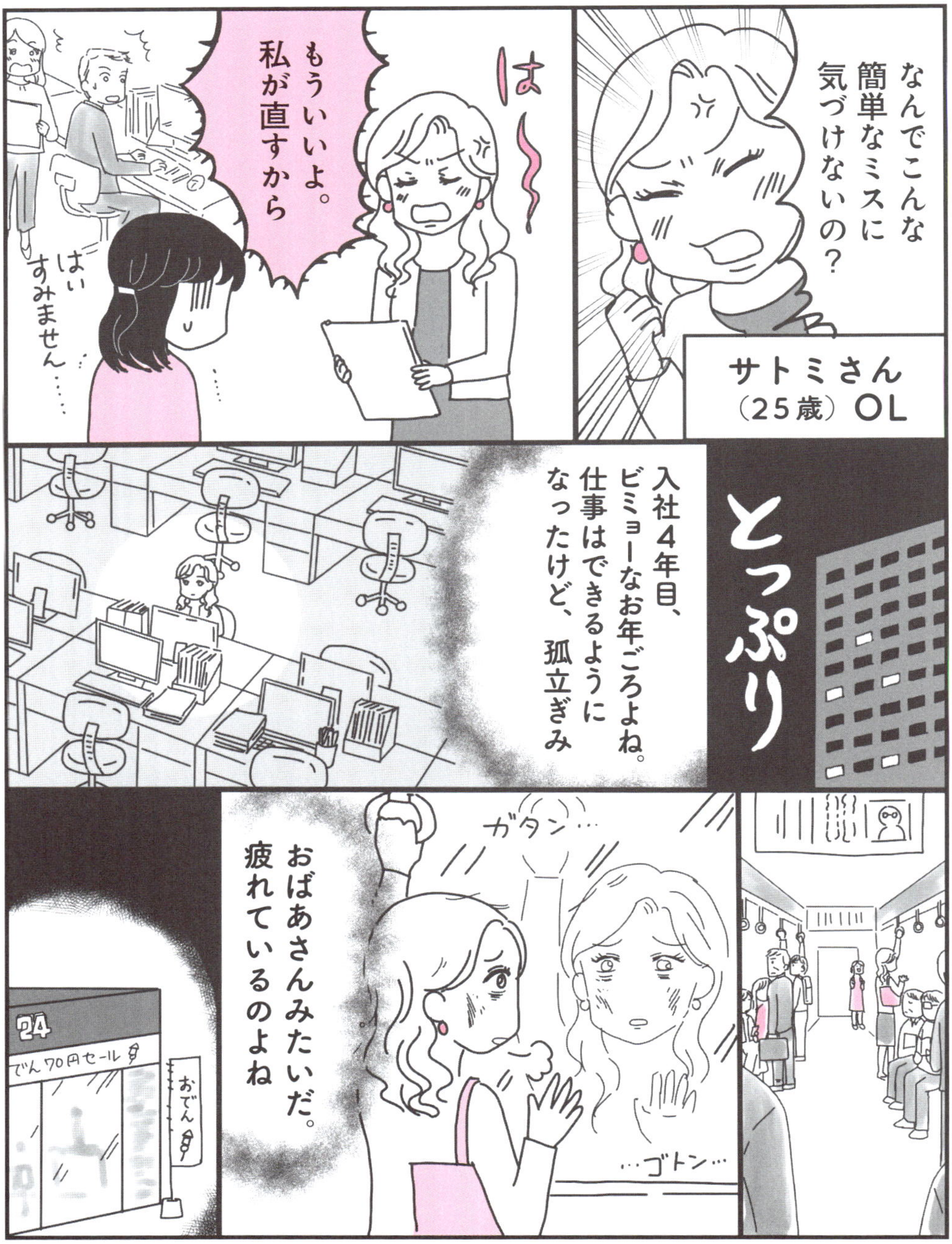
なんでこんな簡単なミスに気づけないの?
サトミさん（25歳）OL
は〜
もういいよ。私が直すから
はい すみません……
とっぷり
入社4年目、ビミョーなお年ごろよね。仕事はできるようになったけど、孤立ぎみ
ガタン…
おばあさんみたいだ。疲れているのよね
…ゴトン…
24
でん70円セール
おでん

テケジョ case_1

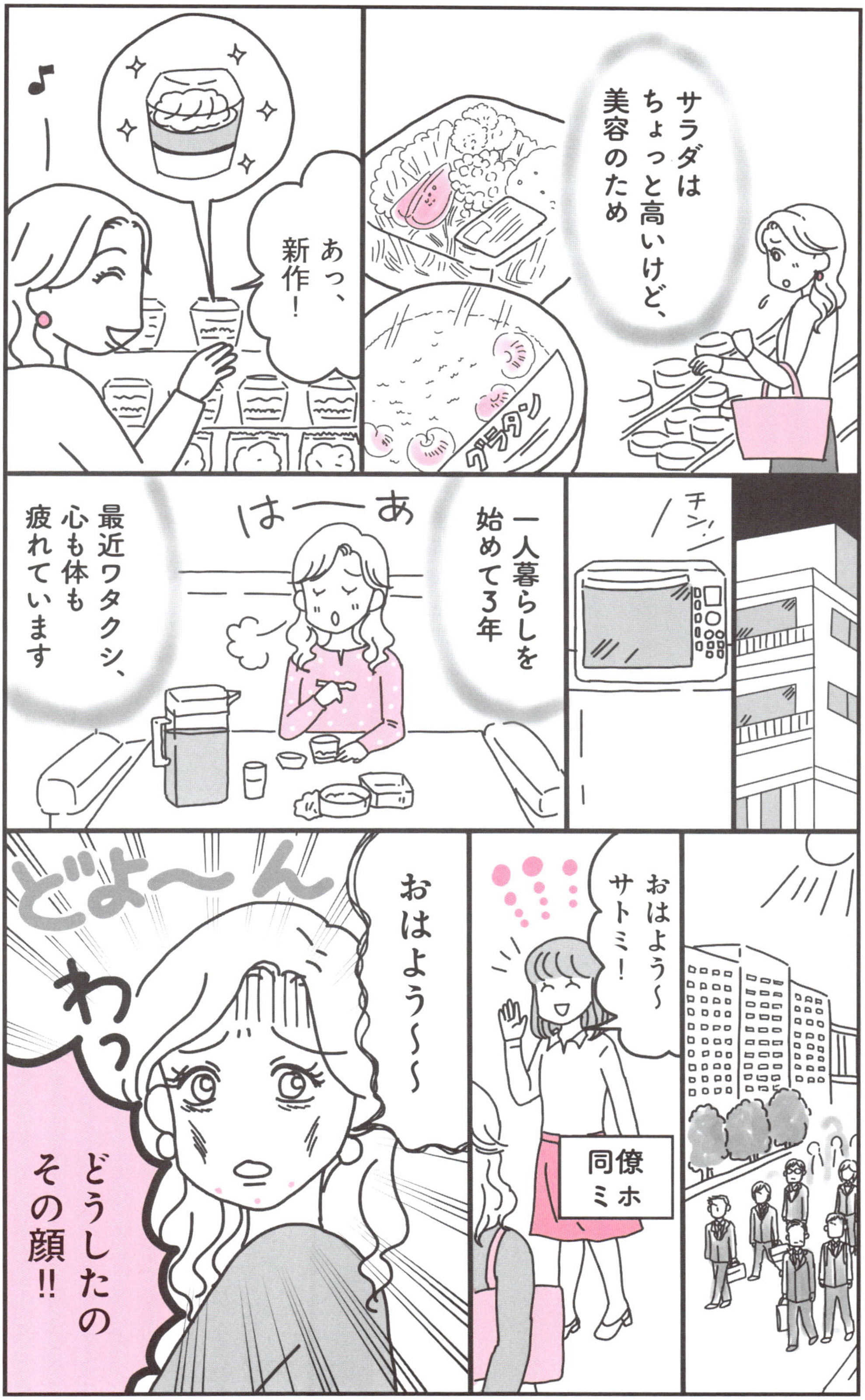
サラダはちょっと高いけど、美容のため
グラタン
あっ、新作！
チン
一人暮らしを始めて3年
はーあ
最近ワタクシ、心も体も疲れています
おはよう〜サトミ！
同僚ミホ
おはよう〜〜
どよ〜ん
わっ
どうしたのその顔!!

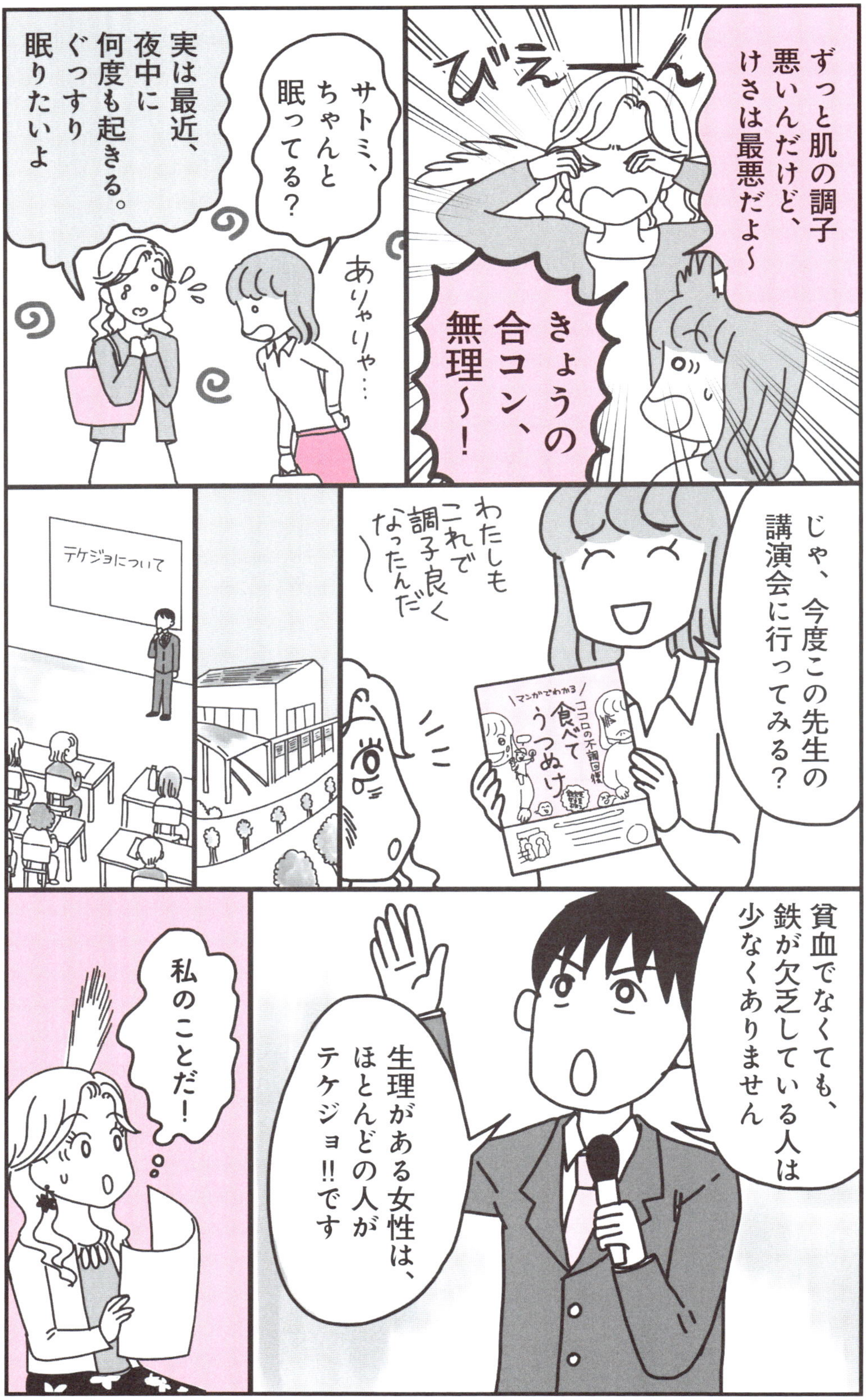

ずっと肌の調子悪いんだけど、けさは最悪だよ～
びえーーん
きょうの合コン、無理～！
サトミ、ちゃんと眠ってる？
ありゃりゃ…
実は最近、夜中に何度も起きる。ぐっすり眠りたいよ
じゃ、今度この先生の講演会に行ってみる？
わたしもこれで調子良くなったんだ～
＼マンガでわかる／
ココロの不調回復
食べてうつぬけ
テケジョについて
貧血でなくても、鉄が欠乏している人は少なくありません
生理がある女性は、ほとんどの人がテケジョ!!です
私のことだ！

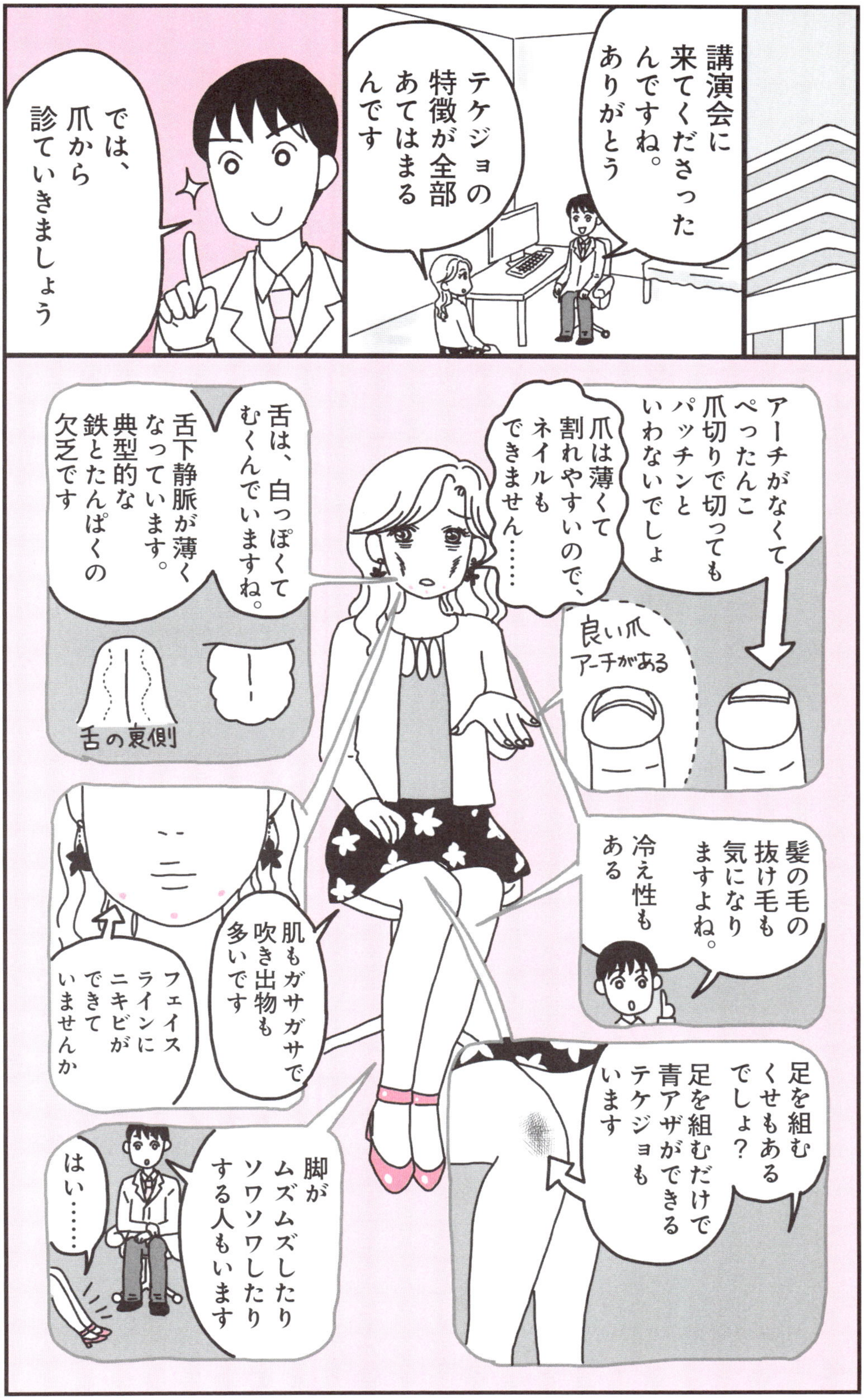
講演会に来てくださったんですね。ありがとう
テケジョの特徴が全部あてはまるんです
では、爪から診ていきましょう
アーチがなくてぺったんこ爪切りで切ってもパッチンといわないでしょ
爪は薄くて割れやすいので、ネイルもできません……
良い爪 アーチがある
舌は、白っぽくてむくんでいますね。
舌下静脈が薄くなっています。典型的な鉄とたんぱくの欠乏です
舌の裏側
髪の毛の抜け毛も気になりますよね。
冷え性もある
肌もガサガサで吹き出物も多いです
フェイスラインにニキビができていませんか
足を組むくせもあるでしょ？足を組むだけで青アザができるテケジョもいます
脚がムズムズしたりソワソワしたりする人もいます
はい……

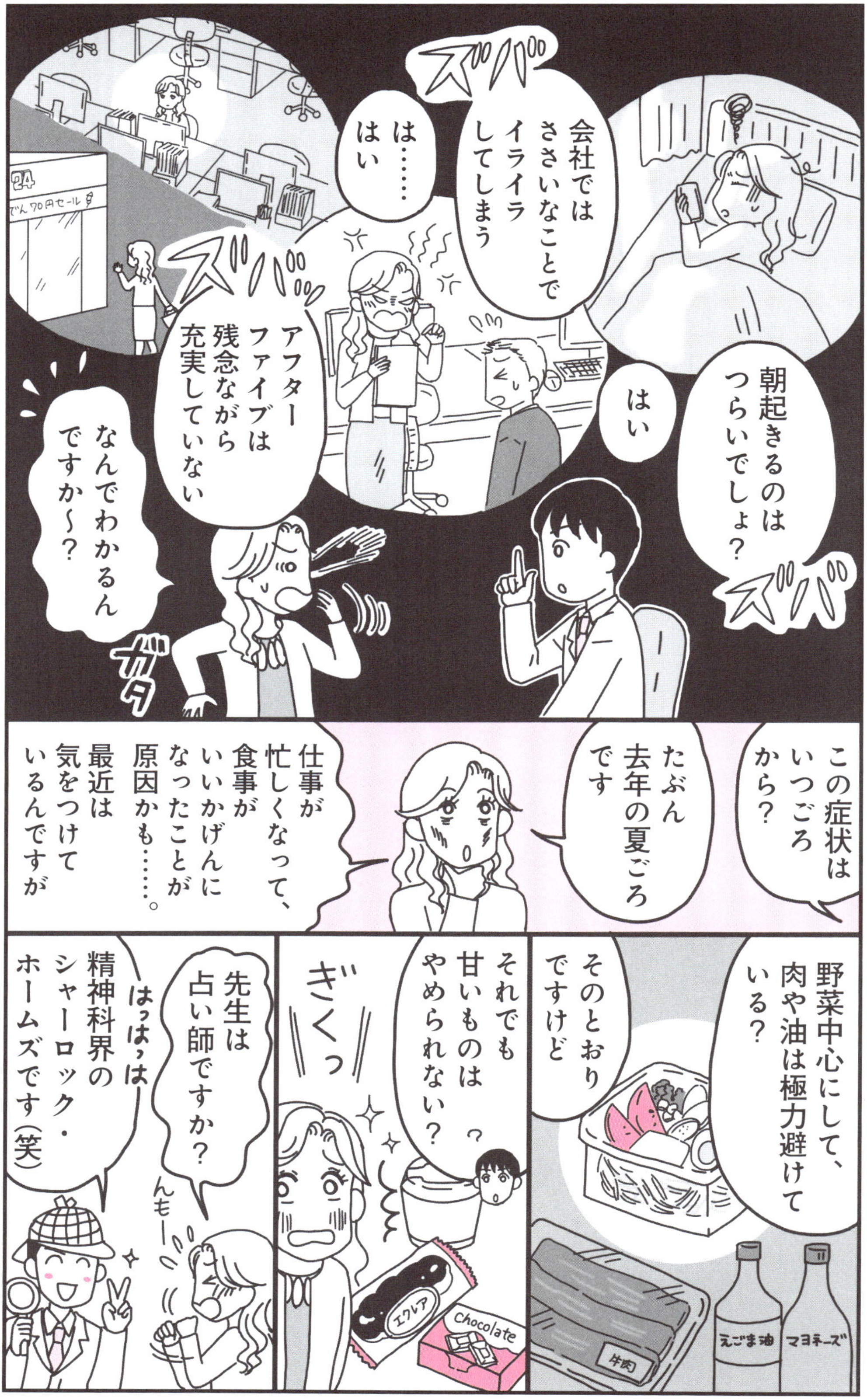

朝起きるのはつらいでしょ？
ズバ
はい
会社ではささいなことでイライラしてしまう
ズバ
は……はい
アフターファイブは残念ながら充実していない
ズバッ
なんでわかるんですか～？
ガタ
この症状はいつごろから？
たぶん去年の夏ごろです
仕事が忙しくなって、食事がいいかげんになったことが原因かも……。最近は気をつけているんですが
野菜中心にして、肉や油は極力避けている？
そのとおりですけど
えごま油
マヨネーズ
牛肉
それでも甘いものはやめられない？
ぎくっ
エクレア
Chocolate
先生は占い師ですか？
んも～
はっはっは
精神科界のシャーロック・ホームズです（笑）

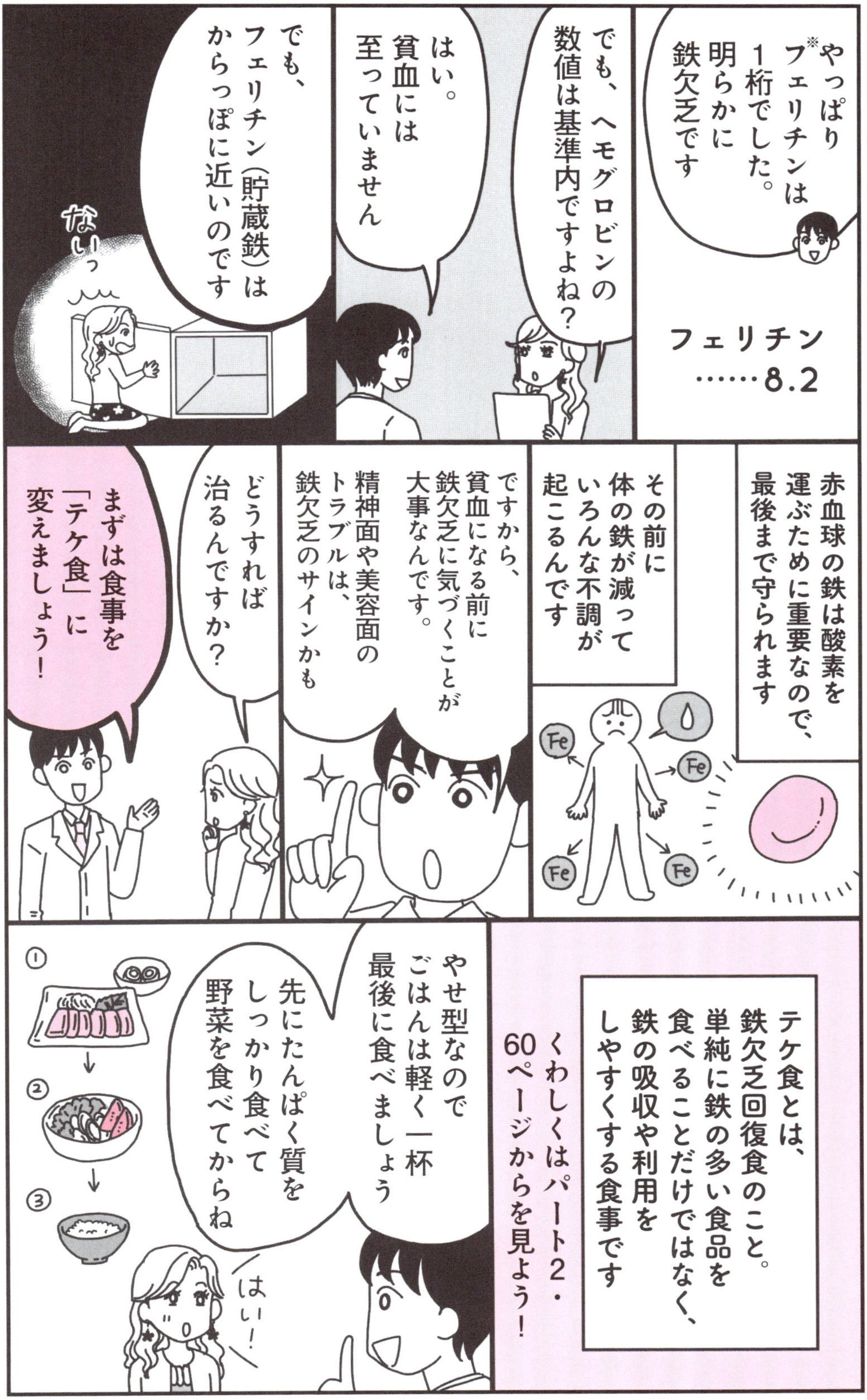
※やっぱりフェリチンは1桁でした。明らかに鉄欠乏です
フェリチン……8.2
でも、ヘモグロビンの数値は基準内ですよね？
はい。貧血には至っていません
でも、フェリチン(貯蔵鉄)はからっぽに近いのです
ないっ
赤血球の鉄は酸素を運ぶために重要なので、最後まで守られます
その前に体の鉄が減っていろんな不調が起こるんです
Fe
Fe
Fe
Fe
ですから、貧血になる前に鉄欠乏に気づくことが大事なんです。精神面や美容面のトラブルは、鉄欠乏のサインかも
どうすれば治るんですか？
まずは食事を「テケ食」に変えましょう！
テケ食とは、鉄欠乏回復食のこと。単純に鉄の多い食品を食べることだけではなく、鉄の吸収や利用をしやすくする食事です
くわしくはパート2・60ページからを見よう！
やせ型なのでごはんは軽く一杯最後に食べましょう
先にたんぱく質をしっかり食べて野菜を食べてからね
はい！
①
②
③

※フェリチン：赤血球以外の体のすべての細胞に貯蔵されている鉄の指標。血液検査で調べることができる。

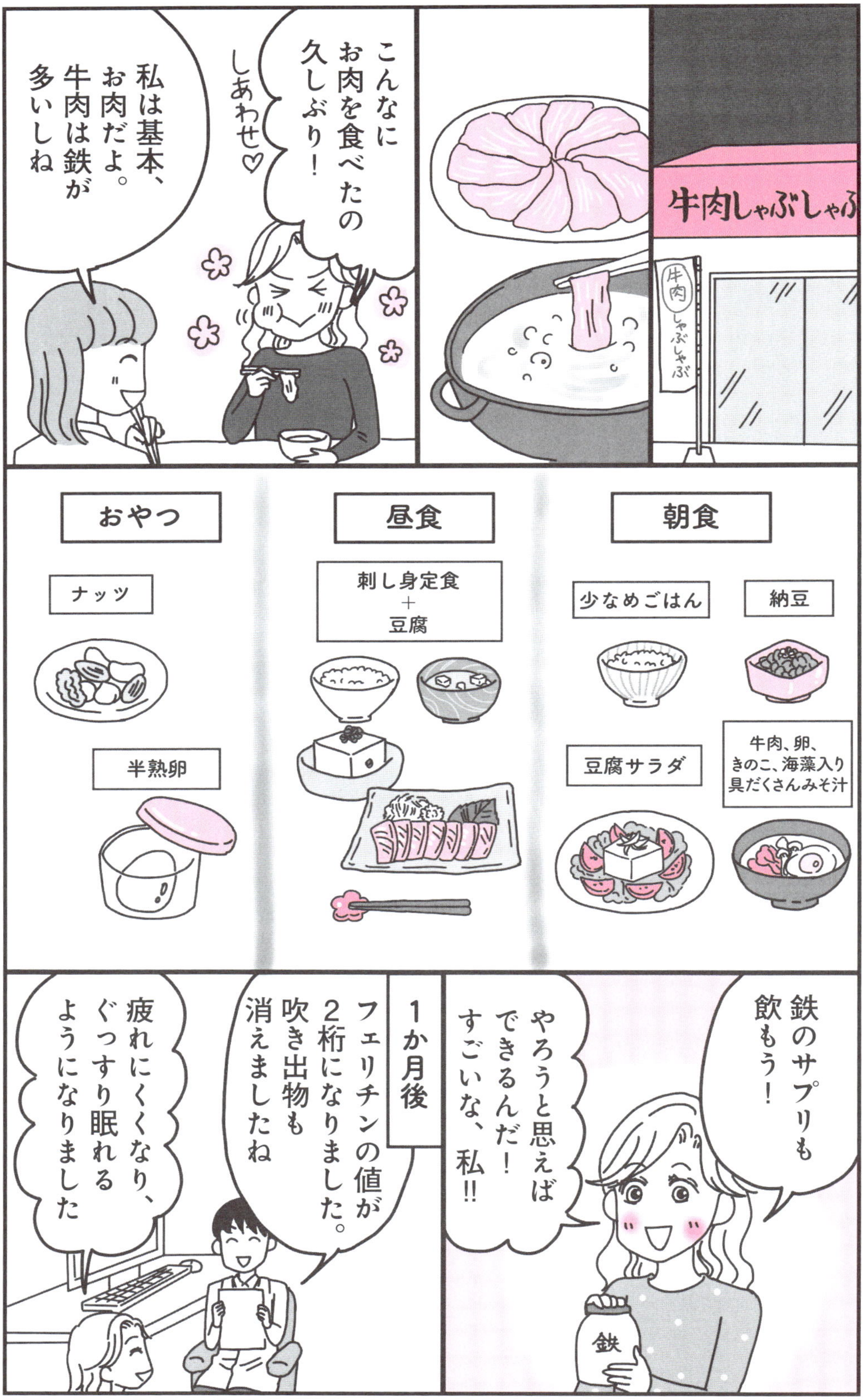

牛肉しゃぶしゃぶ
牛肉 しゃぶしゃぶ
こんなにお肉を食べたの久しぶり！しあわせ♡
私は基本、お肉だよ。牛肉は鉄が多いしね
朝食
少なめごはん
納豆
豆腐サラダ
牛肉、卵、きのこ、海藻入り具だくさんみそ汁
昼食
刺し身定食＋豆腐
おやつ
ナッツ
半熟卵
鉄のサプリも飲もう！
やろうと思えばできるんだ！すごいな、私!!
鉄
1か月後
フェリチンの値が2桁になりました。吹き出物も消えましたね
疲れにくくなり、ぐっすり眠れるようになりました

牛肉は鉄が豊富です

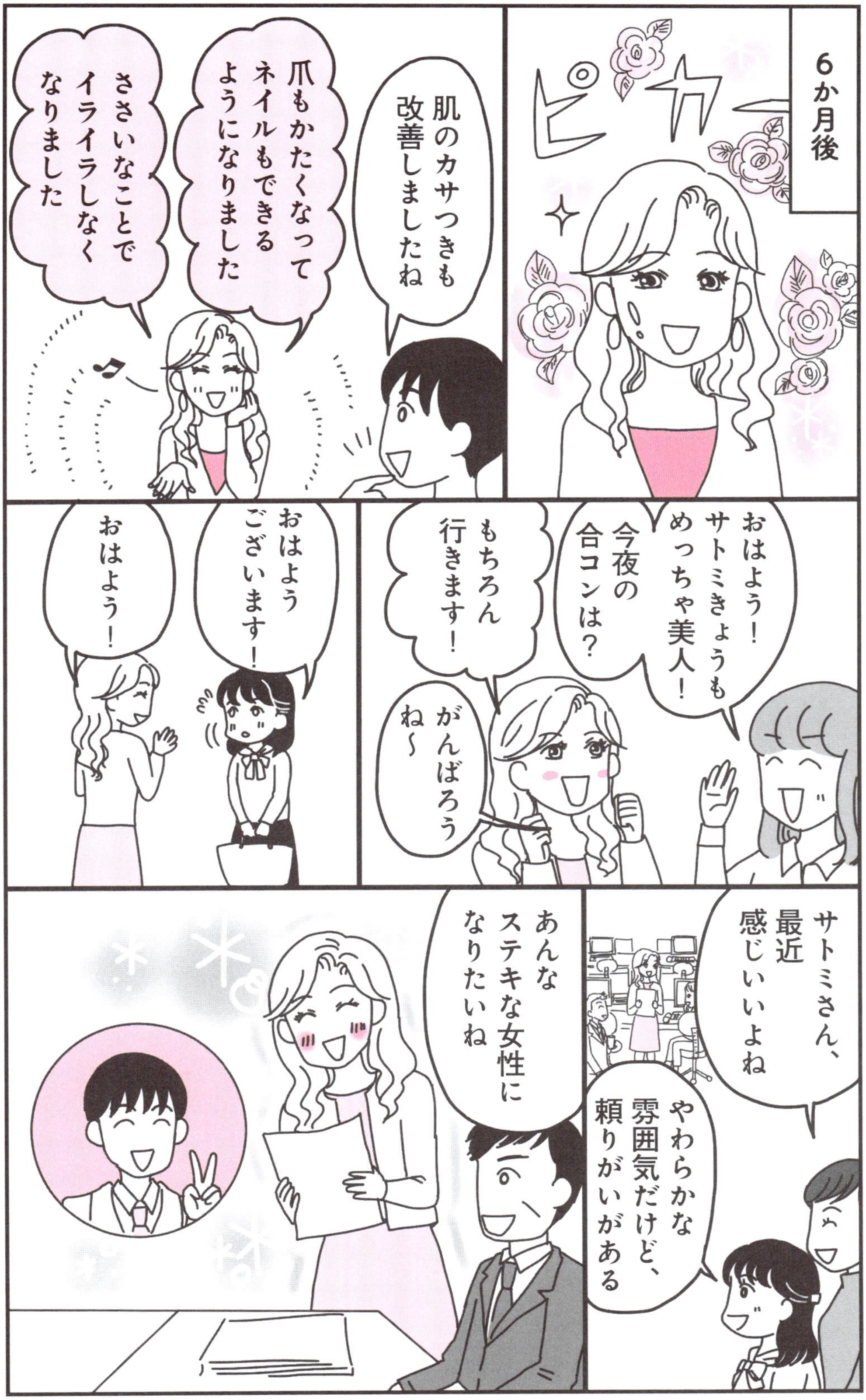
6か月後
ピカー
肌のカサつきも改善しましたね
爪もかたくなってネイルもできるようになりました
ささいなことでイライラしなくなりました
おはよう！サトミきょうもめっちゃ美人！
今夜の合コンは？
もちろん行きます！
がんばろうね～
おはようございます！
おはよう！
サトミさん、最近感じいいよね
やわらかな雰囲気だけど、頼りがいがある
あんなステキな女性になりたいね

テケジョ case_1 解説

貧血がなくても鉄欠乏女子《テケジョ》かも⁉

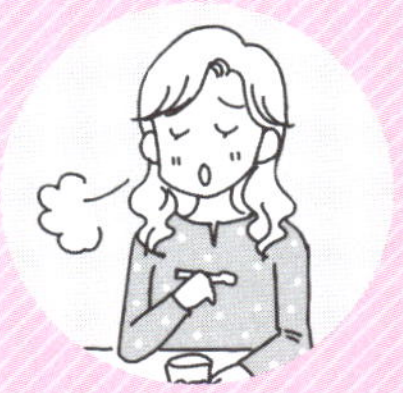

会社員 サトミさん・25歳

生理のある女性の約9割が鉄欠乏！ ココロや体、美容の不調の原因に

鉄が足りているかどうかは、血液検査のヘモグロビン（赤血球に含まれる鉄）の数値で判断するのが一般的です。基準値以下だと「貧血」と診断され、治療の対象になります。

しかし、実際にはサトミさんのように、「ヘモグロビンの数値は正常でも、鉄欠乏によるさまざまな不調がある」という人は少なくありません。なぜでしょう？

赤血球の鉄は「全身に酸素を運ぶ」というとても重要な役割があるため、鉄は赤血球に優先的に運ばれるからです。そのぶん体にまわす鉄が不足していても、貧血ではないため鉄欠乏が見逃されてしまうのです。

しかし毎月の出血で鉄を失うこともあり生理のある女性は、約9割が鉄欠乏です。子宮内膜症や子宮筋腫などで出血量が多いと、鉄サプリを飲んでも回復できないほどの鉄欠乏になることもあります。

妊娠・出産をすれば、鉄の〝貯金〟の多くを失います。

鉄欠乏は、精神的な不安定さやイライラの原因になります。疲れやすく、集中力も低下し、注意散漫になりがち。仕事のパフォーマンスが落ちて、ミスも出てきます。

美容面でも鉄は重要です。お肌の潤いを保つ「コラーゲン」の材料になるので、不足すると乾燥しやすくなり、弾力も落ちてシワの原因に。皮膚の活性酸素を減らす「カタラーゼ」という酵素にも鉄が必要なので、鉄欠乏はシミの原因にもなります。また、鉄欠乏は髪の毛の材料である「ケラチン」にも影響を与え、髪質が悪くなったり、抜けやすくなったりします。血管壁もケラチンでできているので、内出血してアザができやすくなります。

コラーゲンもケラチンもカタラーゼも、鉄だけでなくたんぱく質が重要な構成成分。鉄が足りない人は、たんぱく質も不足傾向。テケジョは「鉄＋たんぱく質欠乏」だと思って、〝たんぱく質をしっかりとる〟ことが心身や美容面をととのえるのに大切です。

テケジョを見抜くには「爪チェック」から

爪《つめ》もケラチンなので、鉄欠乏の爪はぺったんこの「テケ爪」です。

爪のきれいなアーチが徐々に失われるうえ、たんぱく質などの栄養素不足を伴うと、爪が割れやすくなります。

あなたはテケジョ？ チェックリスト ✓

- かたいものをかみたくなる（氷・アメ・爪・鉛筆など）★
- 爪に丸みが少ない★ 爪が割れやすい、やわらかい、爪に縦線がある
- イライラしやすい
- 憂うつ、不安
- 疲れやすい、軽い運動で動悸・息切れ
- 冷え性
- 頭痛、頭重感、めまい、立ちくらみ
- 夕方〜夜に脚がムズムズ★、眠りが浅い
- 髪の毛が抜けやすい
- アザができやすい
- 歯ぐきから出血しやすい
- のどに不快感、飲み込みにくい
- 食が細い、肉・魚をあまり食べない
- 生理前に不調になる
- 出産経験がある
- 出血が多い（経血・痔・胃潰瘍・鼻血）

★ 鉄欠乏にかなり特異的

➡ 合計　　個

➡ 4つ以上は**黄色信号**！　➡ 6つ以上は**赤信号**!!

鉄欠乏の爪《つめ》＝テケ爪《づめ》ってこんな爪

（形）ぺったんこ

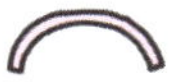

正常　丸いアーチがある爪

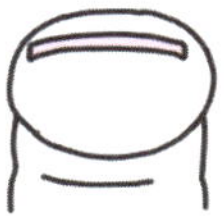

鉄欠乏　丸いアーチがない爪

※爪の縦線は炎症・酸化のサイン

（かたさ）もろい、やわらかい 割れやすい

（音）爪切りで爪を切るときにパッチン！と音がしない

（色）白っぽい 光沢がない

（温度）指先が冷たい

テケジョ case_2

新米ママ アオイさん 31歳

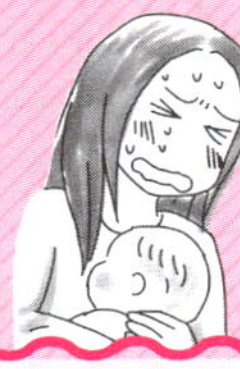

赤ちゃんはかわいいのに、子育てがつらい。産後うつ?

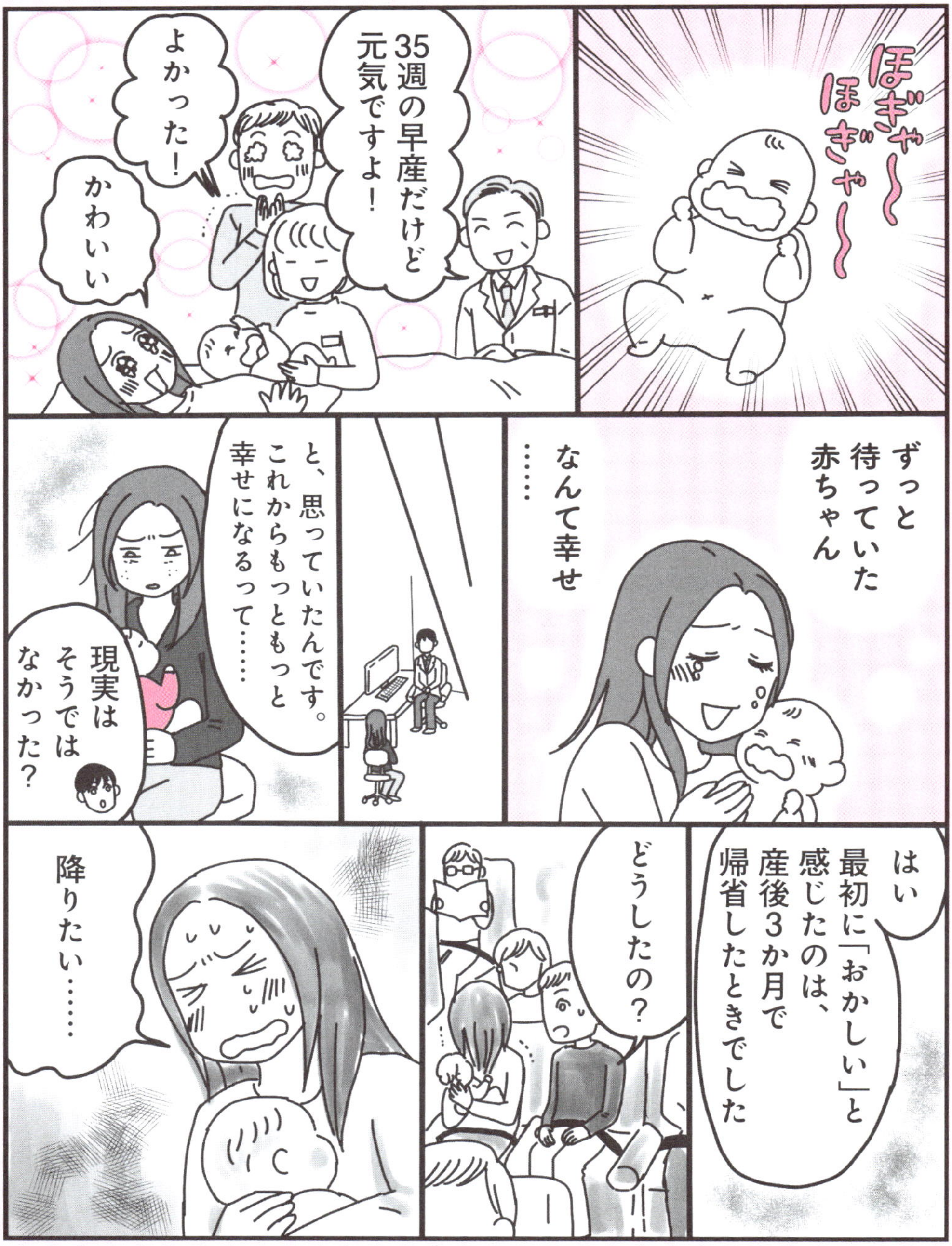

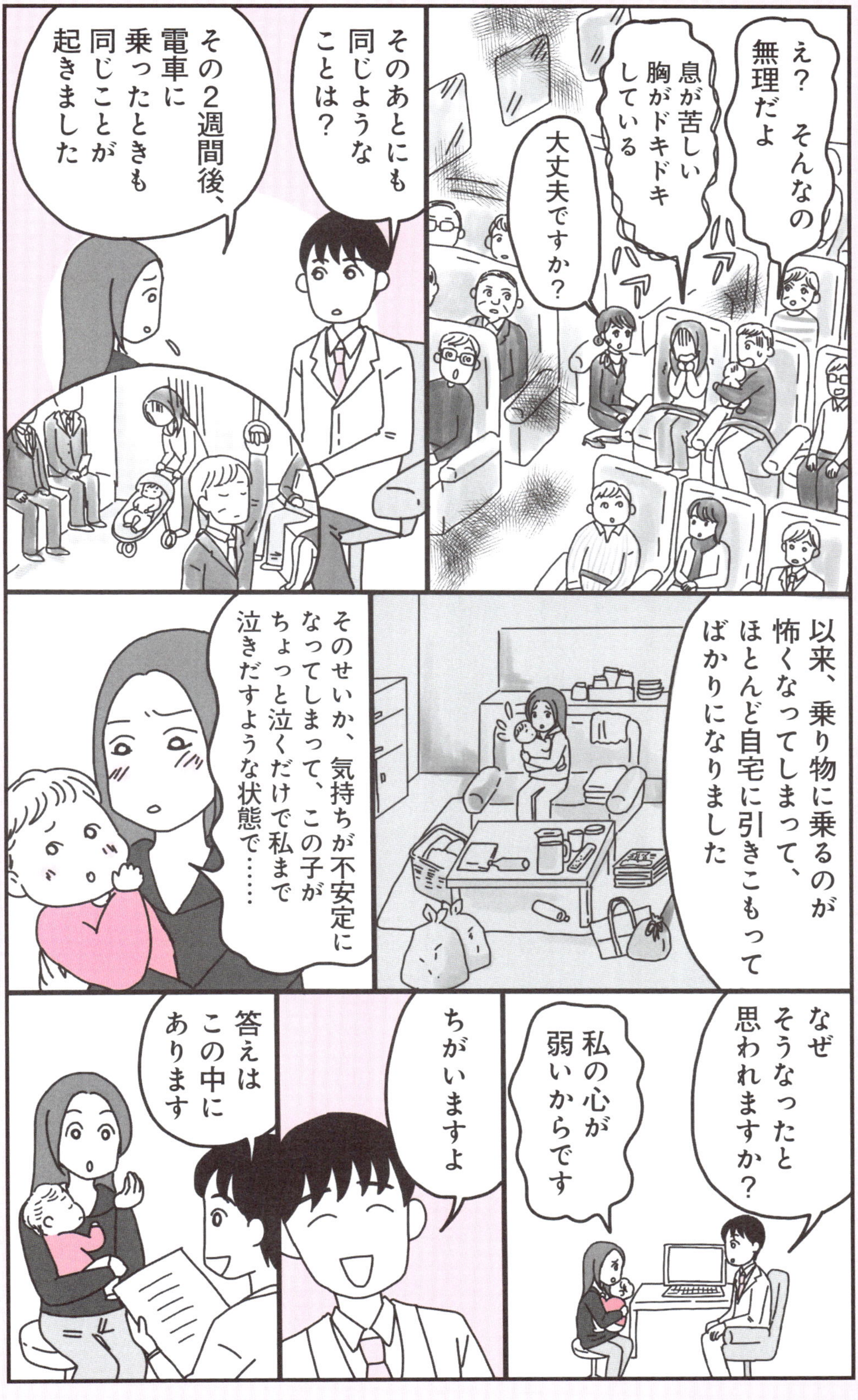
え？ そんなの無理だよ
息が苦しい 胸がドキドキしている
ハァ ハァ
大丈夫ですか？
そのあとにも同じようなことは？
その2週間後、電車に乗ったときも同じことが起きました
以来、乗り物に乗るのが怖くなってしまって、ほとんど自宅に引きこもってばかりになりました
そのせいか、気持ちが不安定になってしまって、この子がちょっと泣くだけで私まで泣きだすような状態で……
なぜそうなったと思われますか？
私の心が弱いからです
ちがいますよ
答えはこの中にあります

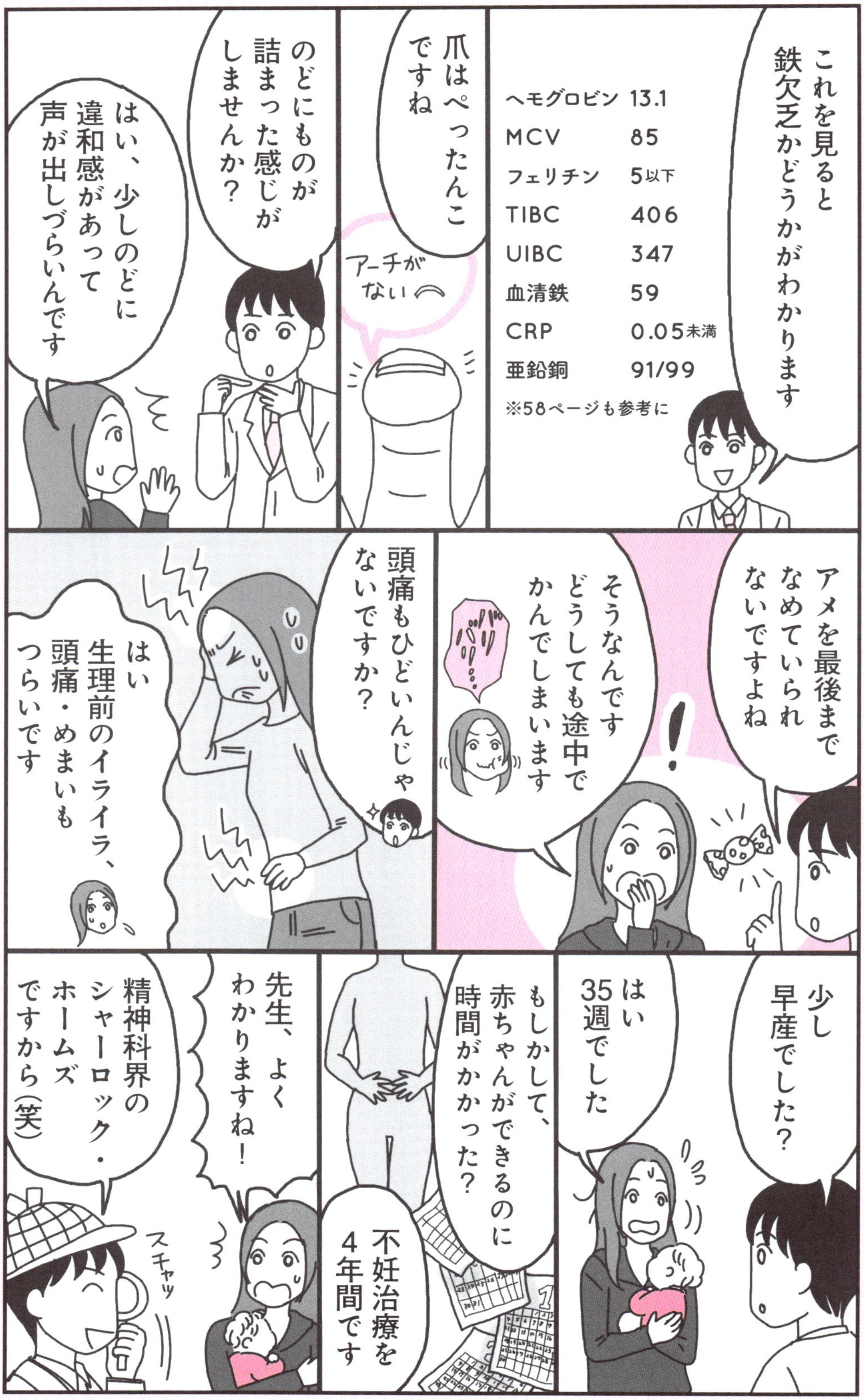
これを見ると鉄欠乏かどうかがわかります
ヘモグロビン 13.1
MCV 85
フェリチン 5以下
TIBC 406
UIBC 347
血清鉄 59
CRP 0.05未満
亜鉛銅 91/99
※58ページも参考に
爪はぺったんこですね
アーチがない
のどにものが詰まった感じがしませんか？
はい、少しのどに違和感があって声が出しづらいんです
アメを最後までなめていられないですよね
そうなんです どうしても途中でかんでしまいます
頭痛もひどいんじゃないですか？
はい 生理前のイライラ、頭痛・めまいもつらいです
少し早産でした？
はい 35週でした
もしかして、赤ちゃんができるのに時間がかかった？
不妊治療を4年間です
先生、よくわかりますね！
精神科界のシャーロック・ホームズですから(笑)
スチャッ

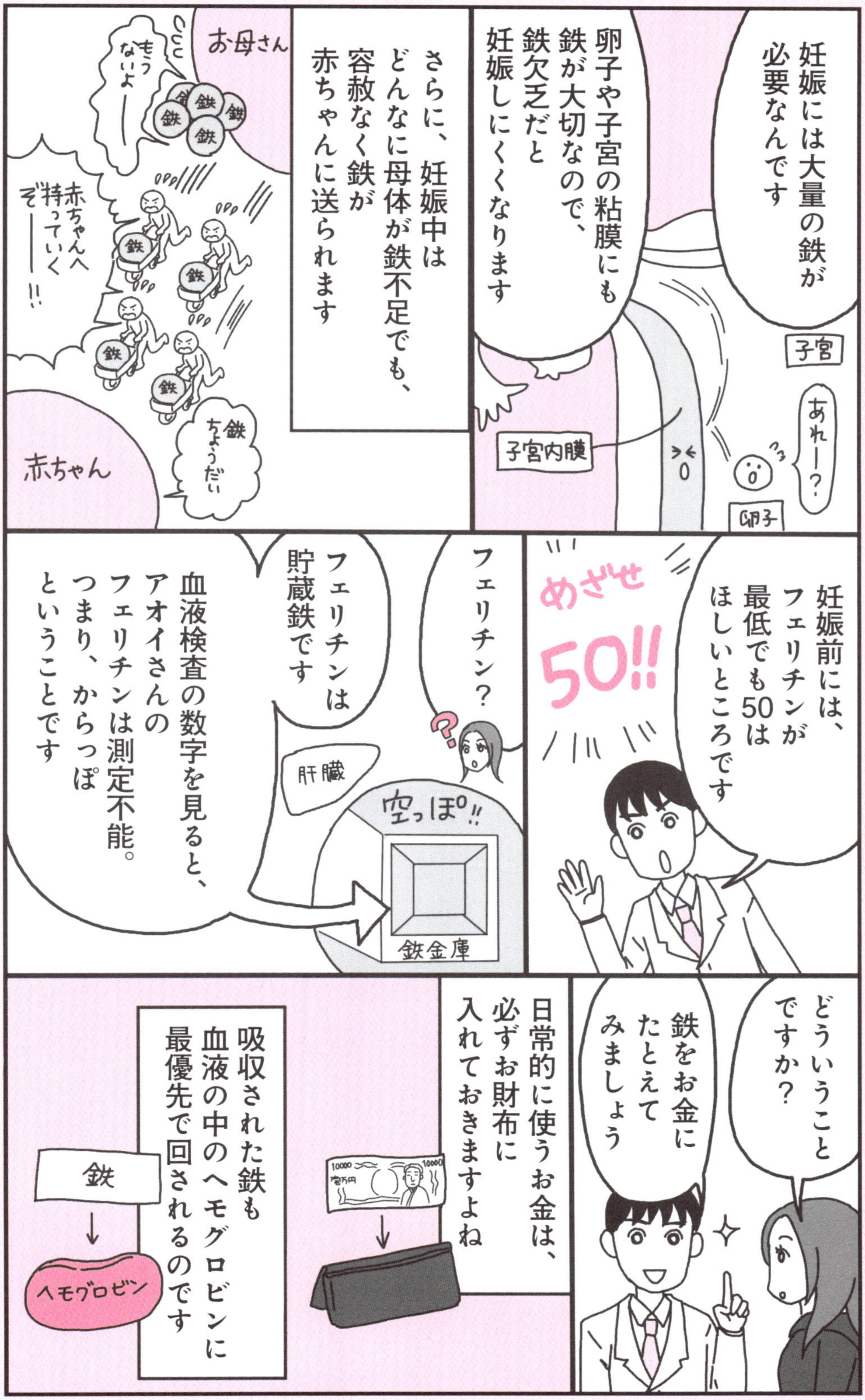
妊娠には大量の鉄が必要なんです
卵子や子宮の粘膜にも鉄が大切なので、鉄欠乏だと妊娠しにくくなります
子宮
あれー?
子宮内膜
卵子
さらに、妊娠中はどんなに母体が鉄不足でも、容赦なく鉄が赤ちゃんに送られます
お母さん
もうないよー
鉄
赤ちゃんへ持っていくぞーー!!
鉄ちょうだい
赤ちゃん
妊娠前には、フェリチンが最低でも50はほしいところです
めざせ50!!
フェリチン?
フェリチンは貯蔵鉄です
血液検査の数字を見ると、アオイさんのフェリチンは測定不能。つまり、からっぽということです
肝臓
空っぽ!!
鉄金庫
どういうことですか?
鉄をお金にたとえてみましょう
日常的に使うお金は、必ずお財布に入れておきますよね
吸収された鉄も血液の中のヘモグロビンに最優先で回されるのです
鉄
ヘモグロビン

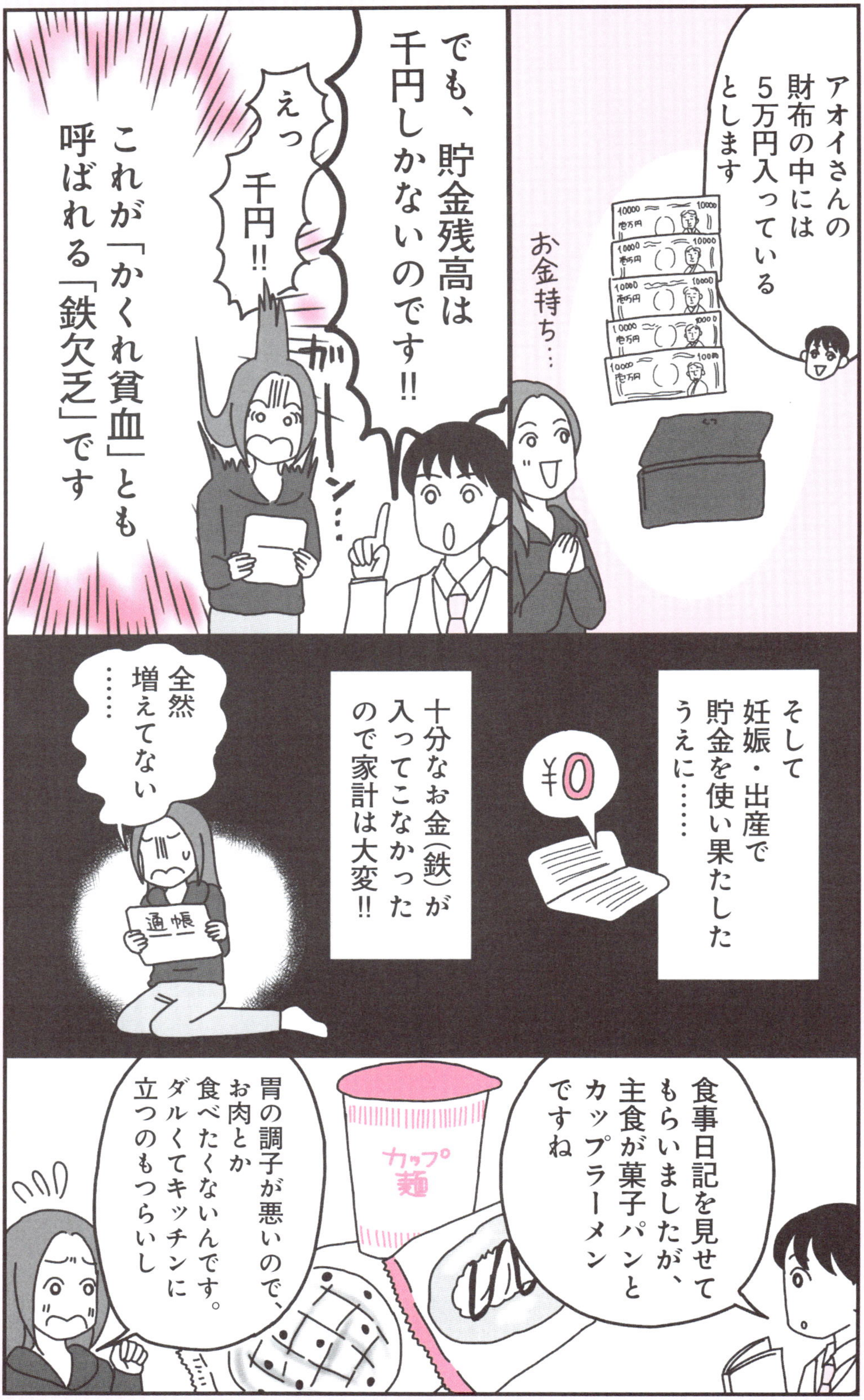
アオイさんの財布の中には5万円入っているとします
お金持ち…
でも、貯金残高は千円しかないのです!!
えっ　千円!!
ガーン…
これが「かくれ貧血」とも呼ばれる「鉄欠乏」です
そして妊娠・出産で貯金を使い果たしたうえに……
¥0
十分なお金(鉄)が入ってこなかったので家計は大変!!
全然増えてない……
通帳
食事日記を見せてもらいましたが、主食が菓子パンとカップラーメンですね
カップ麺
胃の調子が悪いので、お肉とか食べたくないんです。ダルくてキッチンに立つのもつらいし

妊娠・出産・育児……女性は、自分の体を危険にさらして赤ちゃんを産み、育てています。すばらしいことです
先生！
うるっ
でも、食事を変えて鉄を補充しないと、アオイさん自身だけでなくお子さんにも、次に生まれてくるお子さんにも鉄欠乏の症状が出る可能性が高くなります
自分のためにも家族のためにも、治療しましょうね
たんぱく質は1食に2種類以上。動物性のものを中心に
今日は鶏レバーといわしの刺し身、納豆もプラス

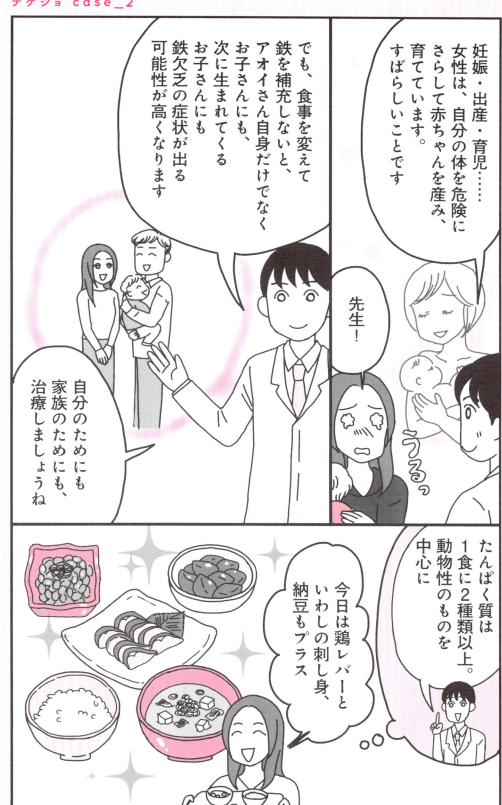

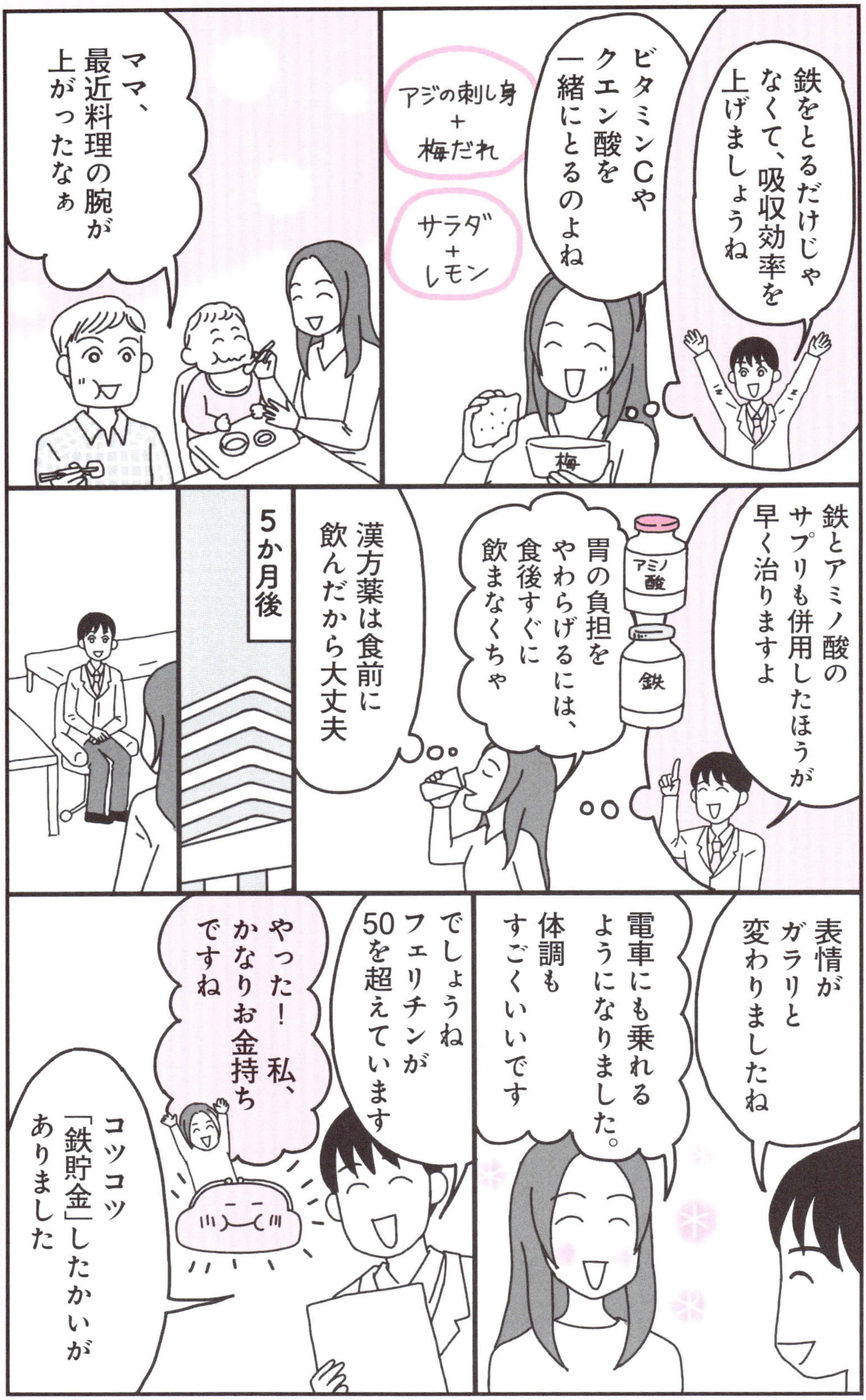
鉄をとるだけじゃなくて、吸収効率を上げましょうね
ビタミンCやクエン酸を一緒にとるのよね
アジの刺し身＋梅だれ
サラダ＋レモン
梅
ママ、最近料理の腕が上がったなぁ
鉄とアミノ酸のサプリも併用したほうが早く治りますよ
胃の負担をやわらげるには、食後すぐに飲まなくちゃ
アミノ酸
鉄
漢方薬は食前に飲んだから大丈夫
5か月後
表情がガラリと変わりましたね
電車にも乗れるようになりました。体調もすごくいいです
でしょうね フェリチンが50を超えています
やった！ 私、かなりお金持ちですね
コツコツ「鉄貯金」したかいがありました

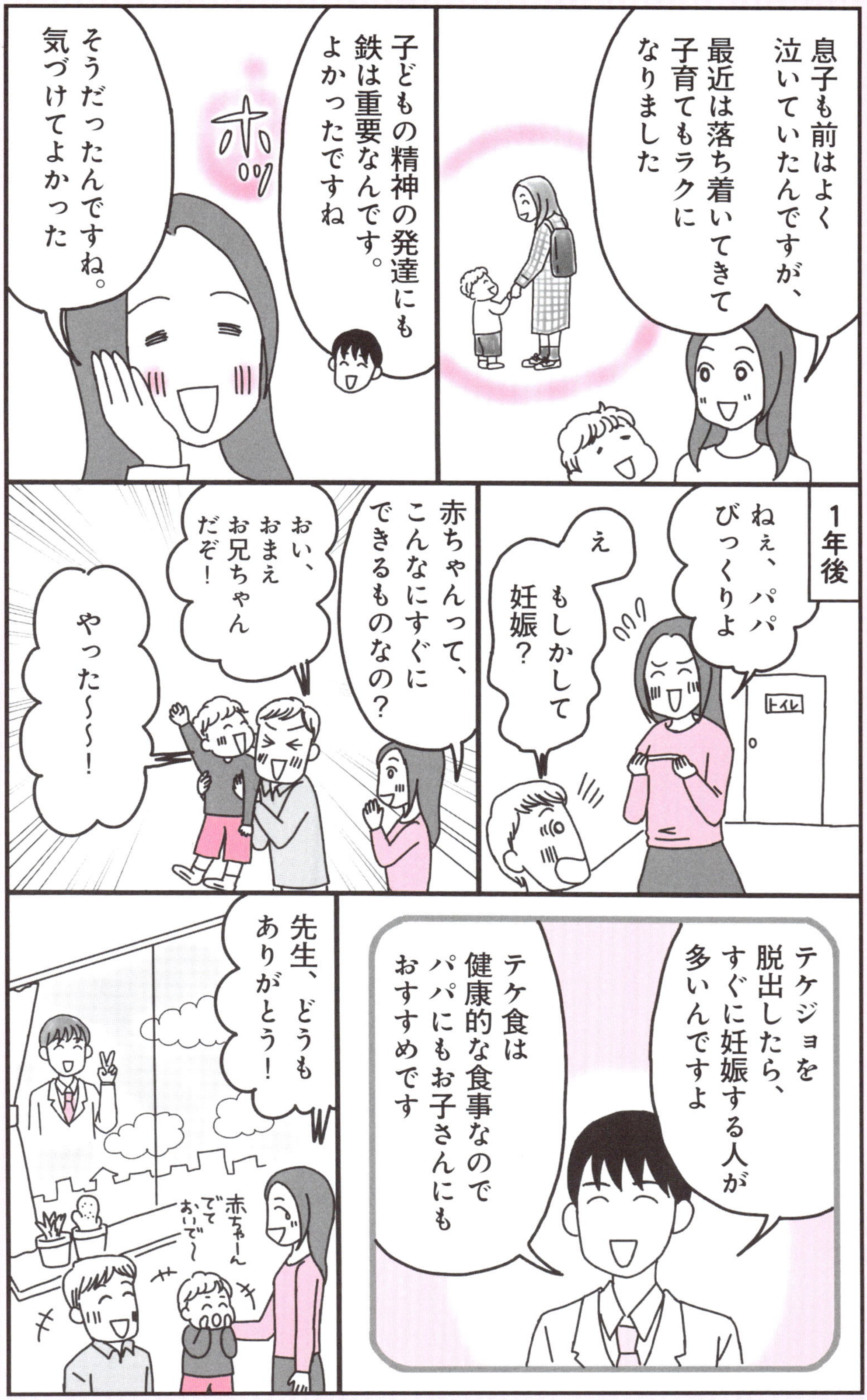
息子も前はよく泣いていたんですが、最近は落ち着いてきて子育てもラクになりました
子どもの精神の発達にも鉄は重要なんです。よかったですね
ホッ
そうだったんですね。気づけてよかった
1年後
ねぇ、パパびっくりよ
え
もしかして妊娠?
トイレ
赤ちゃんって、こんなにすぐにできるものなの?
おい、おまえお兄ちゃんだぞ!
やった〜〜!
テケジョを脱出したら、すぐに妊娠する人が多いんですよ
テケ食は健康的な食事なのでパパにもお子さんにもおすすめです
先生、どうもありがとう!
赤ちゃんでておいで〜

テケジョ case_2 解説

妊娠・出産時の鉄欠乏に要注意

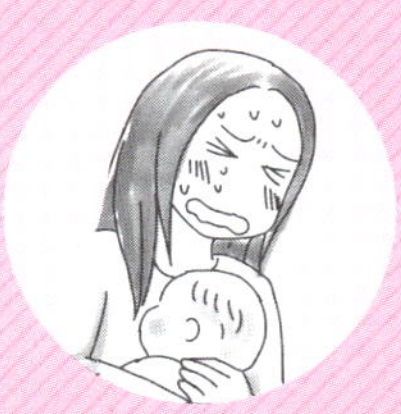

新米ママ アオイさん・31歳

妊娠前の〝鉄貯金〟が赤ちゃんとママの健康のカギ！フェリチン50をめざそう

胎児の成長に鉄は欠かせません。ですから妊娠すると、お母さんの体内の鉄は優先的に胎児に送られてしまいます。そのせいで妊娠中の女性は、鉄欠乏になりやすいのです。にもかかわらず、妊娠中の血液検査で鉄欠乏が見つからないケースは多いものです。

18ページでもお話ししたように、血液検査では赤血球内の鉄の指標「ヘモグロビン」の数値で判断されるので、貧血でなければ「問題なし」とされます。

鉄欠乏に気づくためには、「フェリチン」をはかる必要があるのです。フェリチンは、赤血球以外の体のすべての細胞に貯蔵されている鉄の指標。

ヘモグロビンをお財布にたとえると、フェリチンは預金通帳。お財布にお金があって安心していたら、実は通帳はからっぽで、家計（カラダ）は火の車だったということです。しかも妊娠中は赤ちゃんに鉄を送ってしまうため、ひどい貧血に陥る人も多いのです。

これが実は、妊娠中や産後の不安、イライラ、憂うつ、疲れやすいなどの心身の不調の一因になっています。ヘモグロビンもフェリチンも、主に「鉄＋たんぱく質」。たんぱく質も大切です。

また産後の抜け毛も気になる症状。その一因は、女性ホルモンのエストロゲン。抜け毛を防ぐ作用があるエストロゲンは、妊娠中に急増し、産後は急激に低下するので髪が抜けやすくなるのです。しかし、髪はたんぱく質の「ケラチン」で、その生成には鉄が不可欠。鉄とたんぱく質が十分にあれば「鉄欠乏による抜け毛」を減らせます。

鉄は妊娠・流産・早産に影響する

鉄は受精卵の着床にも関係します。子宮粘膜の状態が悪いと受精卵が着床しにくくなります。粘膜の生成には、たんぱく質、ビタミンA、D、亜鉛とともに鉄が不可欠。着床には、子宮内膜を厚くするビタミンEや子宮内の血流をよくする葉酸も関与しています。

妊娠中の女性に鉄欠乏があると、流産・早産のリスクが高まる可能性があります。早産だと、胎児への鉄の移行期間が短くなるので、赤ちゃんが鉄欠乏になる可能性があるので要注意です。

「赤ちゃんがほしい」と思ったら、血液検査でフェリチンをはかってみましょう。妊娠前にフェリチン50ng/mℓは〝貯金〟しておきたいものです。

鉄欠乏は「ヘモグロビン」ではなく『フェリチン』で判断を

お財布（ヘモグロビン）に、お金（鉄）があっても、
預金通帳（フェリチン）のお金（鉄）がなく、家計（カラダ）が困っている
女性や子どもが多い

	簡単解説	Dr.奥平式 黄色信号	Dr.奥平式 赤信号
ヘモグロビン	赤血球の中にある鉄の指標（お財布のお金） 低いと「貧血」と診断	13.5 未満	12.5 未満
フェリチン	赤血球以外に貯蔵されている鉄の指標（預金通帳のお金） 低いと体の鉄が足りない	50 未満	25 未満

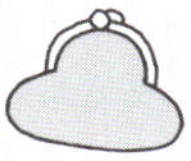

胎児の脳神経の形成にも鉄は必須！ 妊娠前にテケジョ脱却を

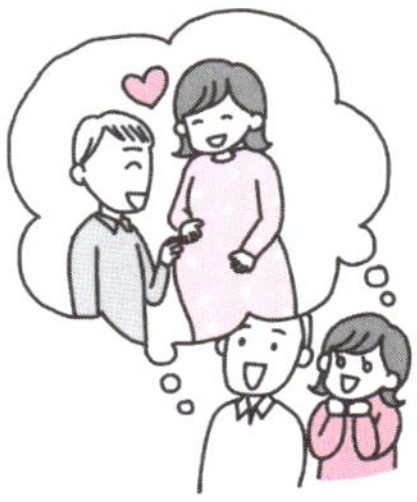

胎児の脳神経の発達に必要な栄養素を知っていますか？ 主に葉酸、亜鉛、そして鉄です。胎児の成長に必要な栄養素は、優先的に赤ちゃんに運ばれていきます。お母さんに鉄の貯金がないと「胎児に送る鉄がない！」ということもあります。

つわりなどで妊娠がわかったころには、すでに脳の神経は作られ始めています。あわてて鉄を飲み始めても、すぐには満たされず、月単位で時間がかかります。妊娠前にテケジョ脱却をめざしましょう！

テケジョ case_3

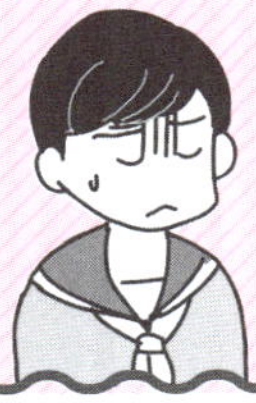

女子高生 メイちゃん 16歳

成長期・月経が始まったら テケジョに要注意!!

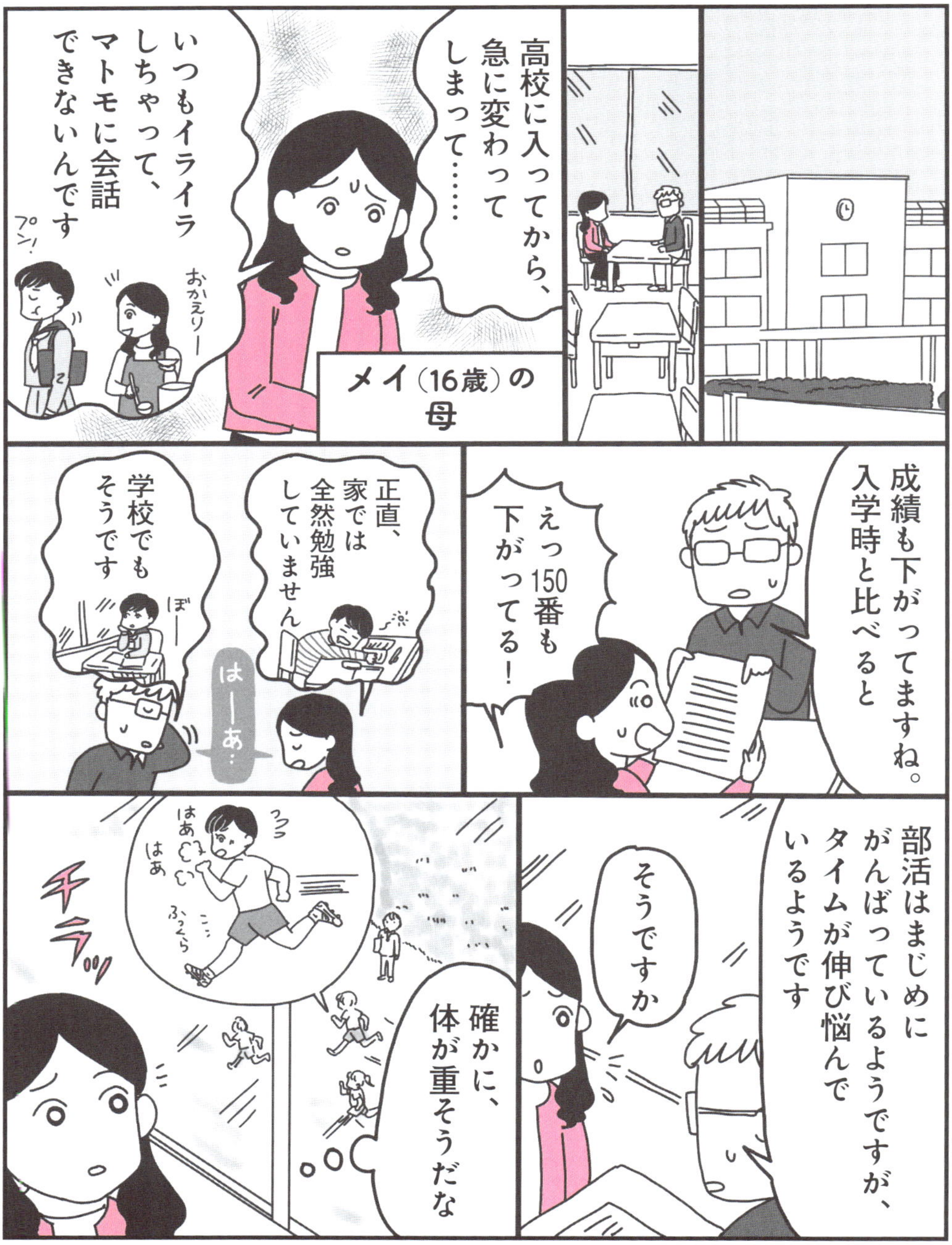

高校に入ってから、急に変わってしまって……
メイ（16歳）の母
いつもイライラしちゃって、マトモに会話できないんです
プンッ!
おかえりー
成績も下がってますね。入学時と比べると
えっ150番も下がってる!
正直、家では全然勉強していません
学校でもそうです
ぼーー
は——あ…
部活はまじめにがんばっているようですが、タイムが伸び悩んでいるようです
そうですか
確かに、体が重そうだな
チラッ
はあ
はあ
ふっくら

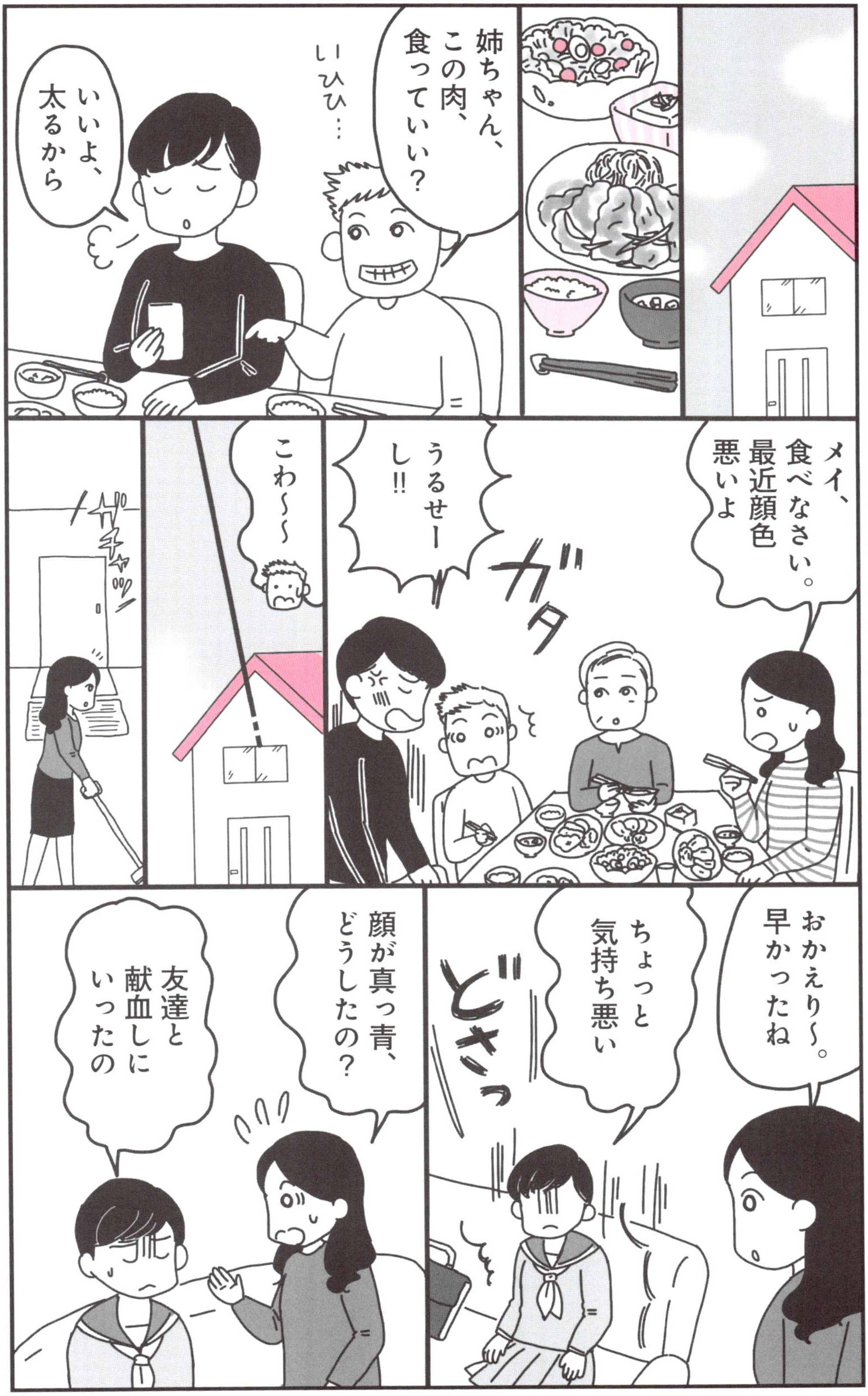
姉ちゃん、この肉、食っていい？
いひひ…
いいよ、太るから
メイ、食べなさい。最近顔色悪いよ
ガタ
うるせーし!!
こわ〜〜
ガチャッ
おかえり〜。早かったね
どきっ
ちょっと気持ち悪い
顔が真っ青、どうしたの？
友達と献血しにいったの

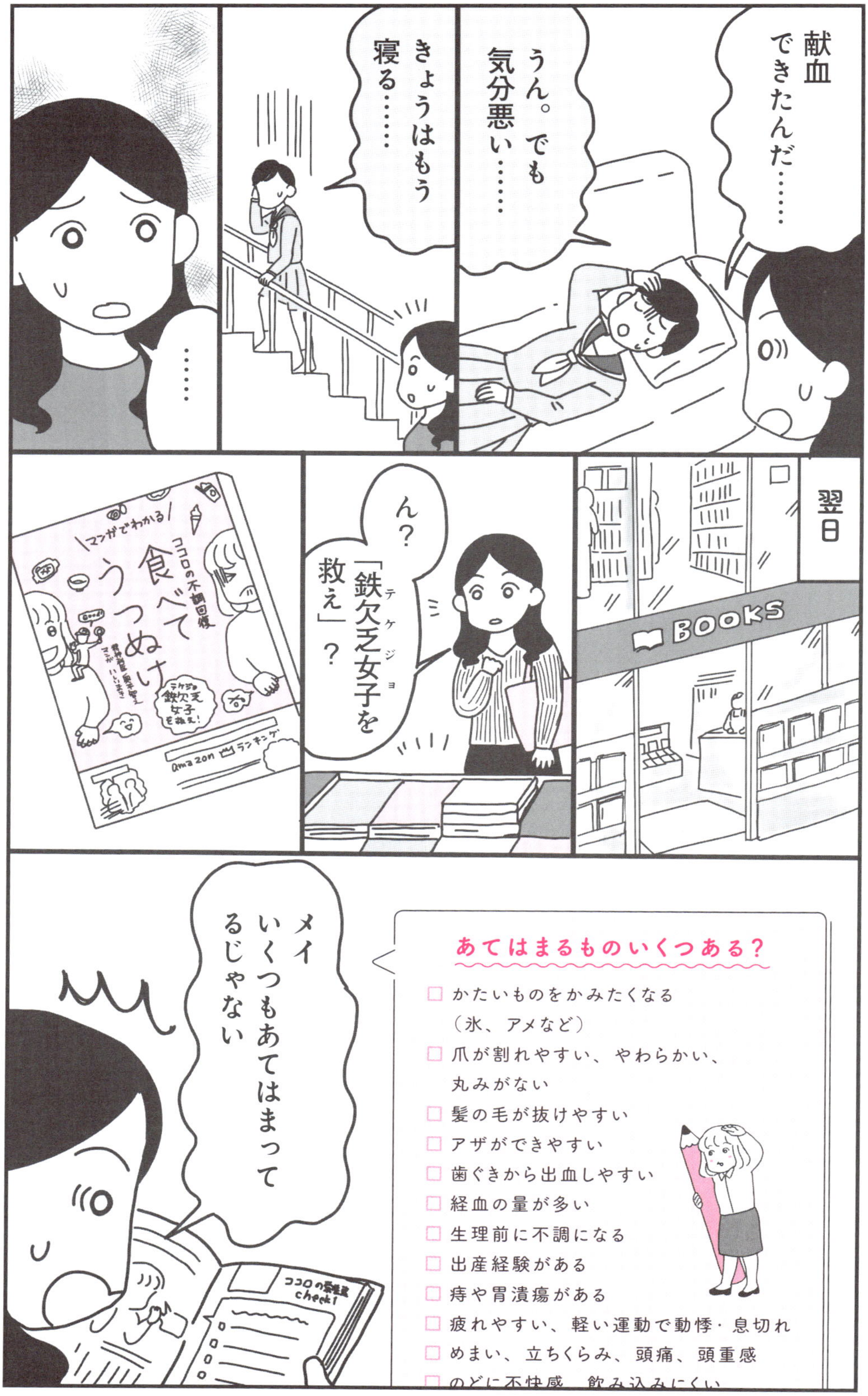
献血できたんだ……
うん。でも気分悪い……
きょうはもう寝る……
……
翌日
BOOKS
ん？
「鉄欠乏女子《テケジョ》を救え」？
マンガでわかる
ココロの不調回復 食べてうつぬけ
鉄欠乏女子《テケジョ》を救え！
amazon ランキング
メイいくつもあてはまってるじゃない
あてはまるものいくつある？
□ かたいものをかみたくなる（氷、アメなど）
□ 爪が割れやすい、やわらかい、丸みがない
□ 髪の毛が抜けやすい
□ アザができやすい
□ 歯ぐきから出血しやすい
□ 経血の量が多い
□ 生理前に不調になる
□ 出産経験がある
□ 痔や胃潰瘍がある
□ 疲れやすい、軽い運動で動悸・息切れ
□ めまい、立ちくらみ、頭痛、頭重感
□ のどに不快感、飲み込みにくい

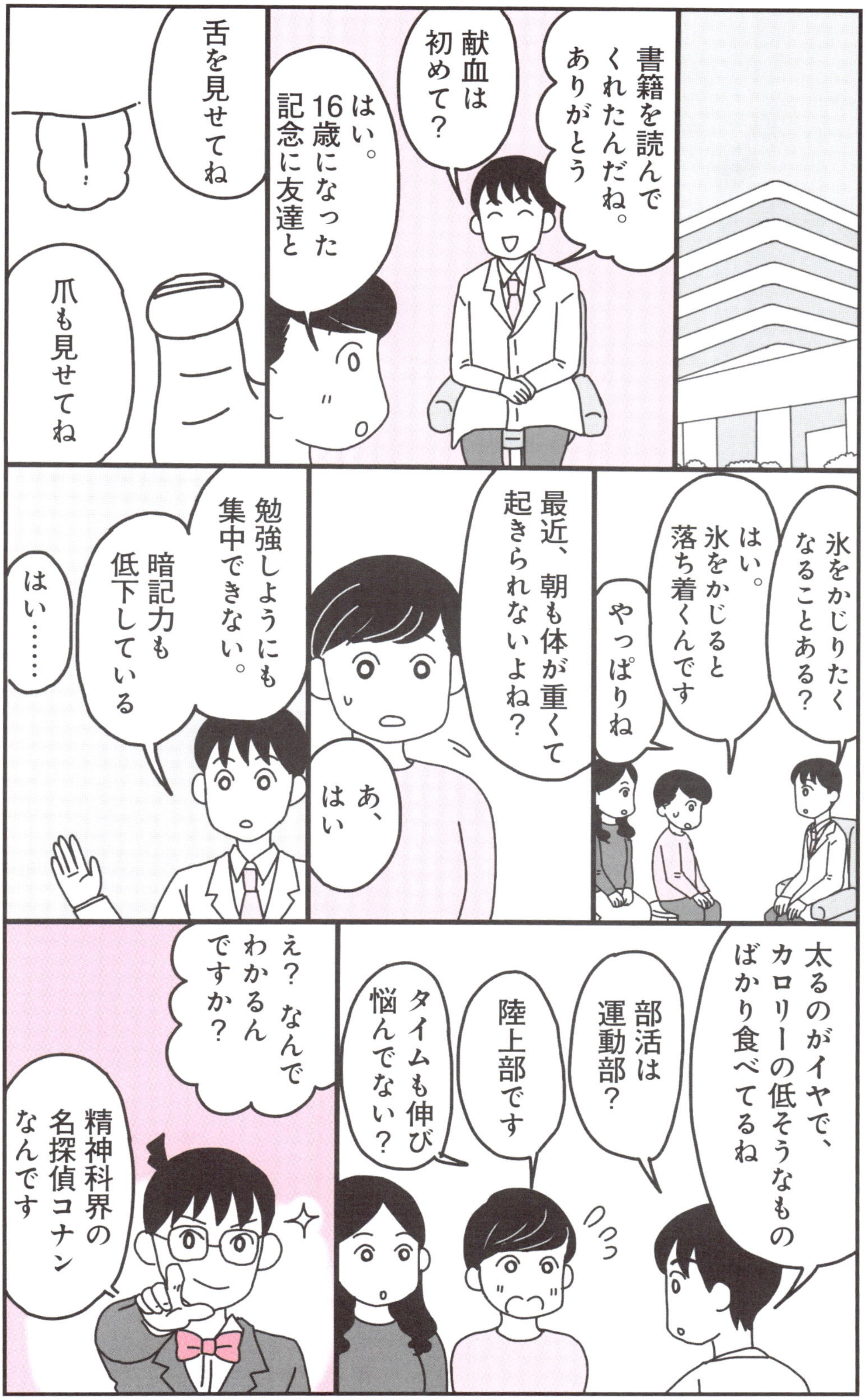
書籍を読んでくれたんだね。ありがとう
献血は初めて？
はい。16歳になった記念に友達と
舌を見せてね
爪も見せてね
氷をかじりたくなることある？
はい。氷をかじると落ち着くんです
やっぱりね
最近、朝も体が重くて起きられないよね？
あ、はい
勉強しようにも集中できない。
暗記力も低下している
はい……
太るのがイヤで、カロリーの低そうなものばかり食べてるね
部活は運動部？
陸上部です
タイムも伸びてない？
え？ なんでわかるんですか？
精神科界の名探偵コナンなんです

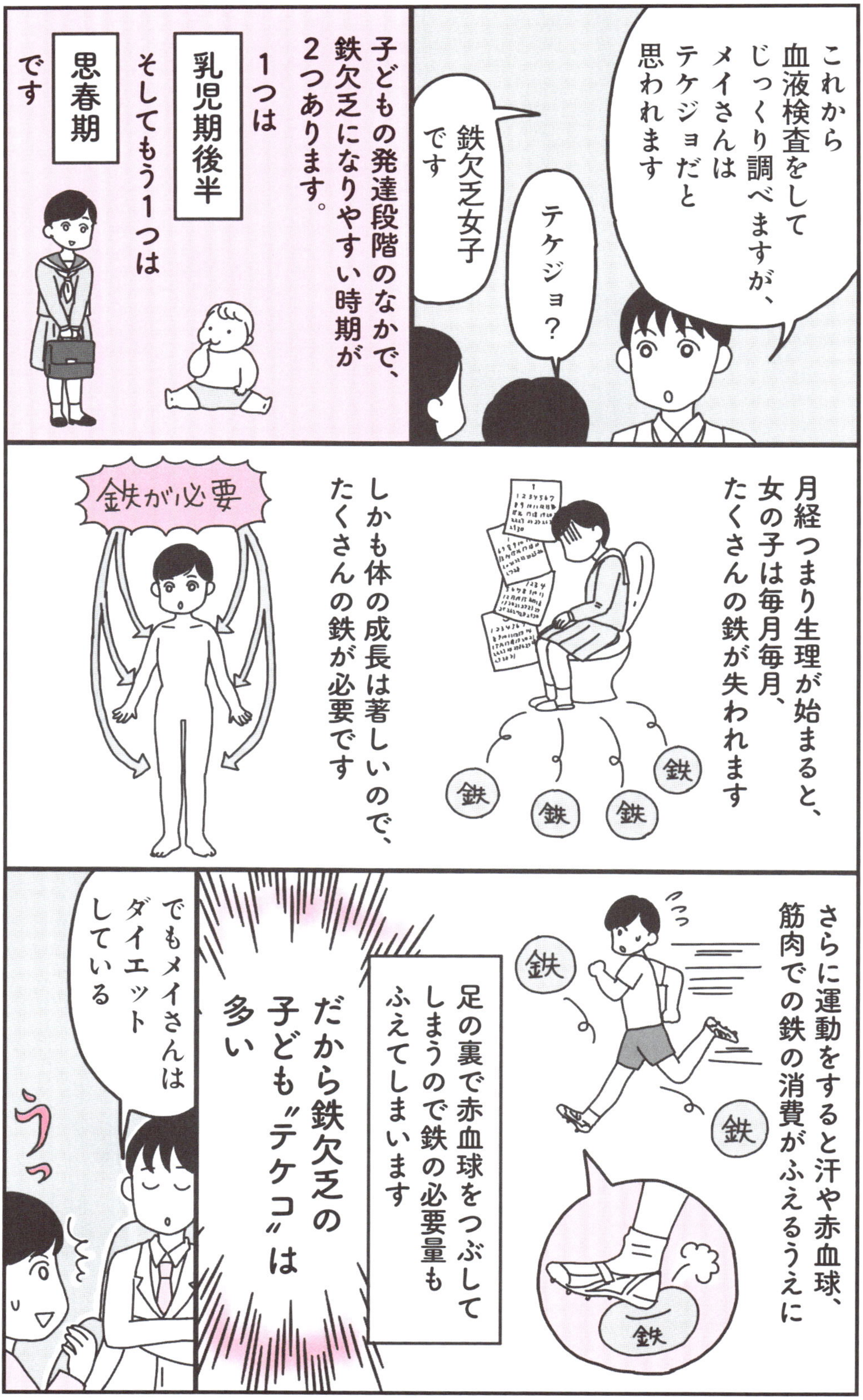
これから血液検査をしてじっくり調べますが、メイさんはテケジョだと思われます
テケジョ？
鉄欠乏女子です
子どもの発達段階のなかで、鉄欠乏になりやすい時期が2つあります。
1つは
乳児期後半
そしてもう1つは
思春期
です
月経つまり生理が始まると、女の子は毎月毎月、たくさんの鉄が失われます
鉄
鉄
鉄
鉄
しかも体の成長は著しいので、たくさんの鉄が必要です
鉄が必要
さらに運動をすると汗や赤血球、筋肉での鉄の消費がふえるうえに
鉄
鉄
鉄
足の裏で赤血球をつぶしてしまうので鉄の必要量もふえてしまいます
だから鉄欠乏の子ども〝テケコ〟は多い
でもメイさんはダイエットしている
うっ

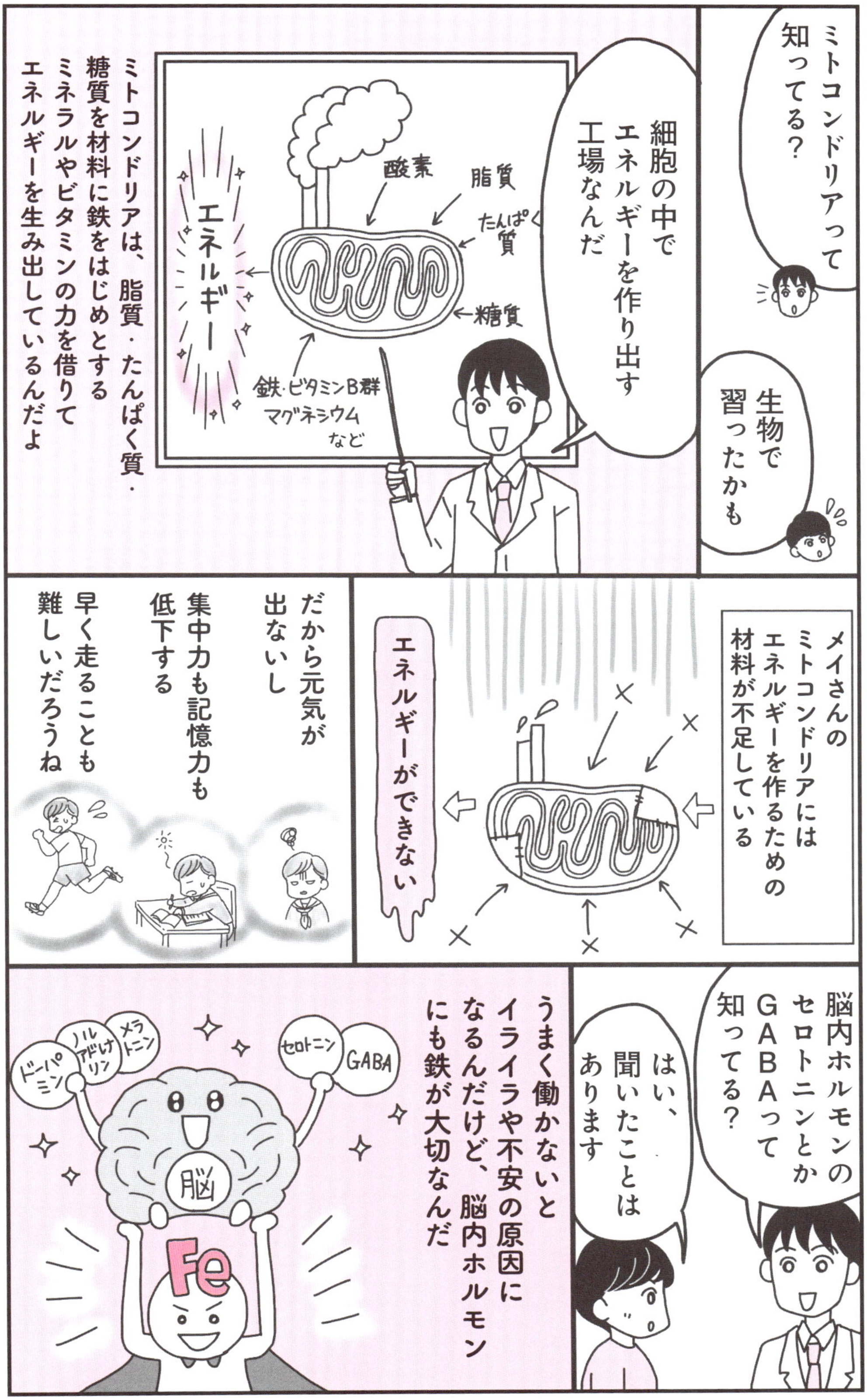
ミトコンドリアって知ってる？
生物で習ったかも
細胞の中でエネルギーを作り出す工場なんだ
酸素
脂質
たんぱく質
糖質
鉄・ビタミンB群
マグネシウム
など
エネルギー
ミトコンドリアは、脂質・たんぱく質・糖質を材料に鉄をはじめとするミネラルやビタミンの力を借りてエネルギーを生み出しているんだよ
メイさんのミトコンドリアにはエネルギーを作るための材料が不足している
エネルギーができない
だから元気が出ないし
集中力も記憶力も低下する
早く走ることも難しいだろうね
脳内ホルモンのセロトニンとかGABAって知ってる？
はい、聞いたことはあります
うまく働かないとイライラや不安の原因になるんだけど、脳内ホルモンにも鉄が大切なんだ
セロトニン
GABA
メラトニン
ノルアドレナリン
ドーパミン
脳
Fe

脳内ホルモンには鉄が必要

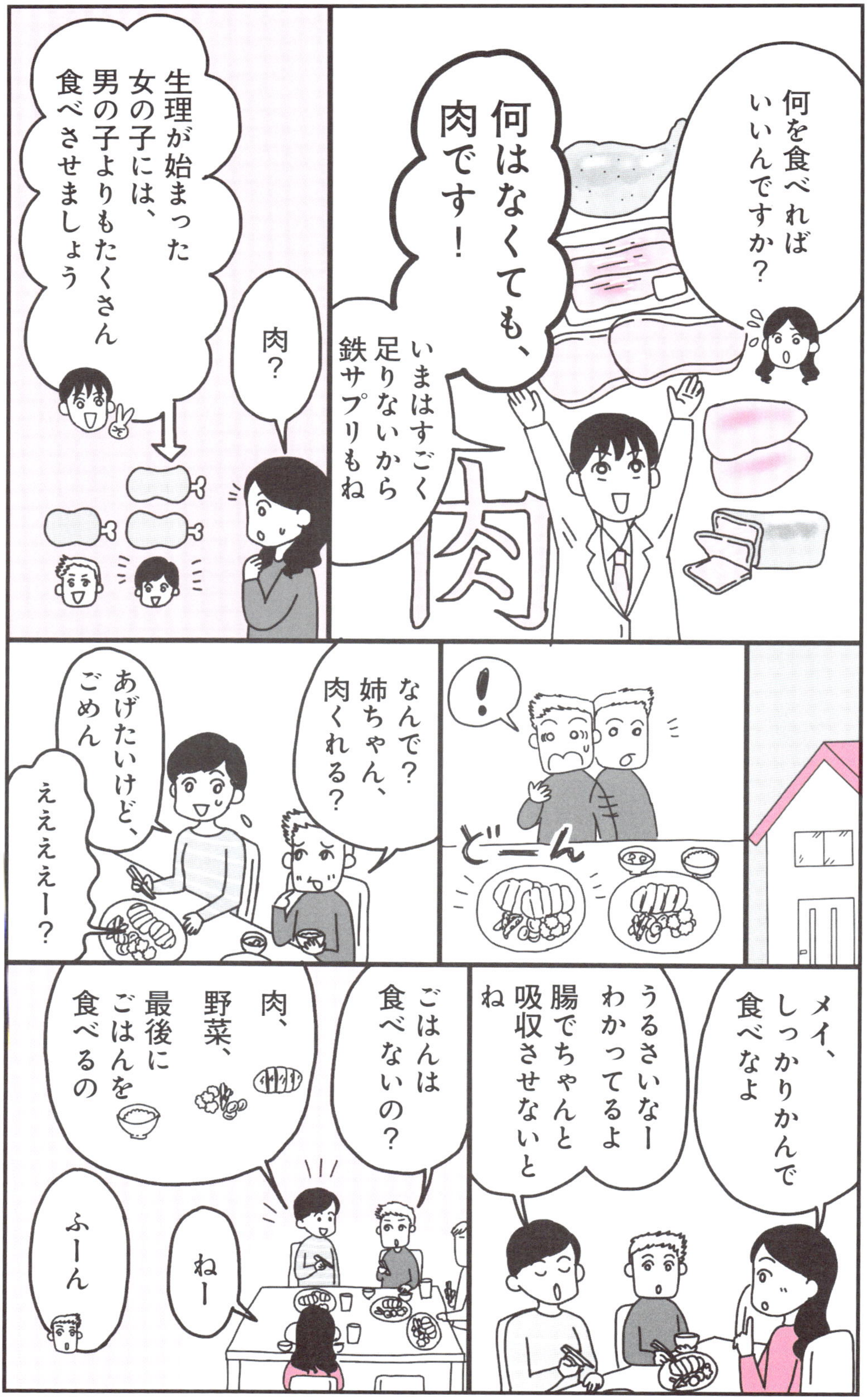
何を食べればいいんですか？
何はなくても、肉です！
肉
いまはすごく足りないから鉄サプリもね
肉？
生理が始まった女の子には、男の子よりもたくさん食べさせましょう
!
どーん
なんで？姉ちゃん、肉くれる？
あげたいけど、ごめん
ええええー？
メイ、しっかりかんで食べなよ
うるさいなー わかってるよ 腸でちゃんと吸収させないとね
ごはんは食べないの？
肉、野菜、最後にごはんを食べるの
ねー
ふーん

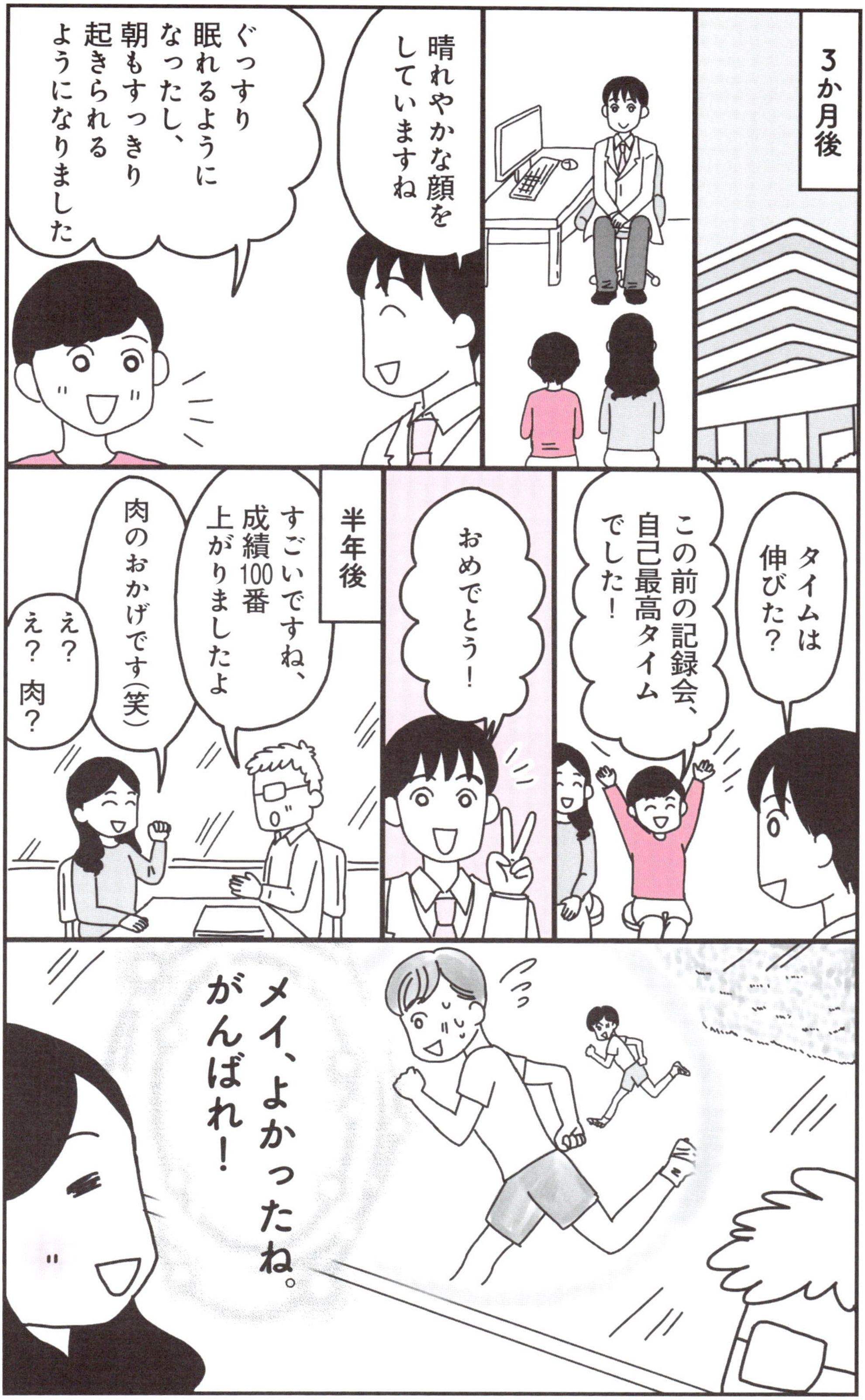
3か月後
晴れやかな顔をしていますね
ぐっすり眠れるようになったし、朝もすっきり起きられるようになりました
タイムは伸びた?
この前の記録会、自己最高タイムでした!
おめでとう!
半年後
すごいですね、成績100番上がりましたよ
肉のおかげです(笑)
え? え? 肉?
メイ、よかったね。がんばれ!

テケジョ case_3 解説

成長期と月経開始はテケジョの入り口

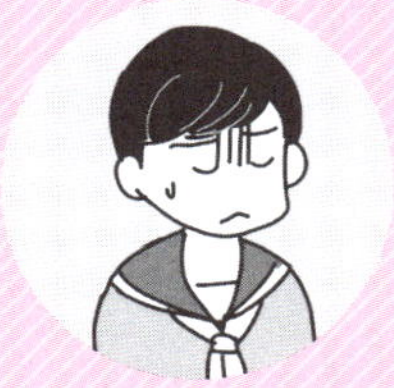

女子高生 メイちゃん・16歳

成績ダウン、タイムが落ちる その背景には思春期特有の 鉄欠乏があるのかも？

大人の女性だけでなく、子どもたちにとっても、鉄欠乏は深刻な問題です。なかでも思春期女子は、体の成長のために大量の鉄が必要になるにもかかわらず、生理が始まって毎月たくさんの鉄が失われてしまうので要注意です。

しかも運動で大量の汗をかくと、汗とともに鉄を含むミネラルが流れてしまいます。筋トレなど激しい運動をすると、それに見合ったエネルギー産生や酸素が必要になるため、鉄がどんどん使われてしまい、鉄欠乏に拍車がかかります。さらに、走り込みで足裏が強く地面にぶつかるため、赤血球がつぶれ、鉄の必要量も増してしまいます。

鉄欠乏は、記憶力や集中力、学業成績の低下をもたらします。たとえば幼児期の鉄欠乏状態は、学童期の知的機能や学業成績にも影響を与えることが知られています。貧血のない女子高生でも、鉄の服用によって記憶力がよくなる可能性を示した報告もあります。

運動にも勉強にも鉄が必要なわけ

なぜ、鉄欠乏だと運動のパフォーマンスが落ち、学業成績が悪くなり、イライラするのでしょうか。

ひとつ目のキーワードは「ミトコンドリア」。ミトコンドリアは全身の細胞のエネルギー産生工場です。鉄は、ミトコンドリアで効率的にエネルギーを作るために不可欠な栄養素。そのため鉄が欠乏すると、神経細胞を含む全身の細胞の機能が低下し、さまざまな臓器が影響を受けます。単にエネルギー不足で疲れやすいというだけでなく、骨や腱がもろくなったり、肌の調子が悪くなったりするのです。

もうひとつのキーワードは、たんぱく質から作られる「脳内ホルモン」。鉄は、精神のバランスをコントロールするセロトニンやドーパミンなどの脳内ホルモンを作るときに欠かせないミネラルで、グルタミン酸やGABAの調整もしています。そのため、鉄が欠乏すると、憂うつ、不安、やる気が出ない、イライラなどのメンタル不調を引き起こす可能性があります。

思春期特有とされるイライラや攻撃性も、鉄欠乏が関与している可能性があるのです。

しかし、健康診断をしても「貧血」と診断されなければ、何のアドバイスももらえないのが現状なのです。

運動をしている人は鉄欠乏に注意

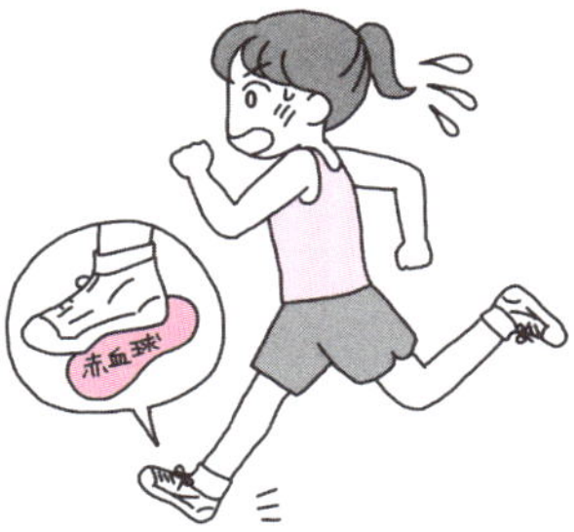

摂取不足 吸収低下

1. 十分な食事をせずに練習する
2. 激しい運動などで生じた「炎症」が、鉄の吸収や利用を低下させる

鉄

喪失量の増加

1. 汗で鉄が流れる
2. 足の裏で赤血球をつぶしてしまう

必要量の増加

筋肉増加と激しい運動に見合ったエネルギーと酸素が必要となる

鉄とたんぱく質は脳内ホルモンにも大切

（たんぱく質）

ナイアシン・マグネシウム	**鉄**・ナイアシン・ビタミンB_6・C・葉酸・亜鉛・マグネシウム	**鉄**・ナイアシン・ビタミンB_6・C・葉酸・亜鉛・マグネシウム
学習記憶ホルモン **グルタミン酸**	ときめきホルモン **ドーパミン**	幸せホルモン **セロトニン**
ビタミンB_6・C・亜鉛・マグネシウム	ビタミンC・銅	SAMe※・マグネシウム
リラックスホルモン **GABA**	やる気ホルモン **ノルアドレナリン**	おやすみホルモン **メラトニン**

鉄が調整！

図：脳内ホルモン（神経伝達物質）生成に必要な栄養素について

※SAMe：アミノ酸の一種で、すべての組織・体液に含まれている。とくに肝臓や脳に多く存在し、核酸やリン脂質、ホルモンなどの合成に利用されている。

テケジョ case_4

会社員 ユリコさん 46歳

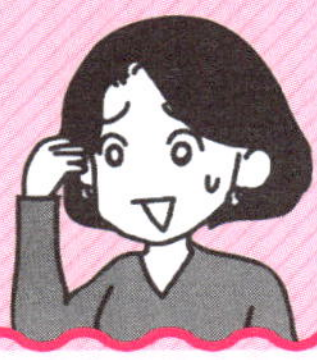

もしかして、もう更年期？
テケジョの敵は「炎症」！

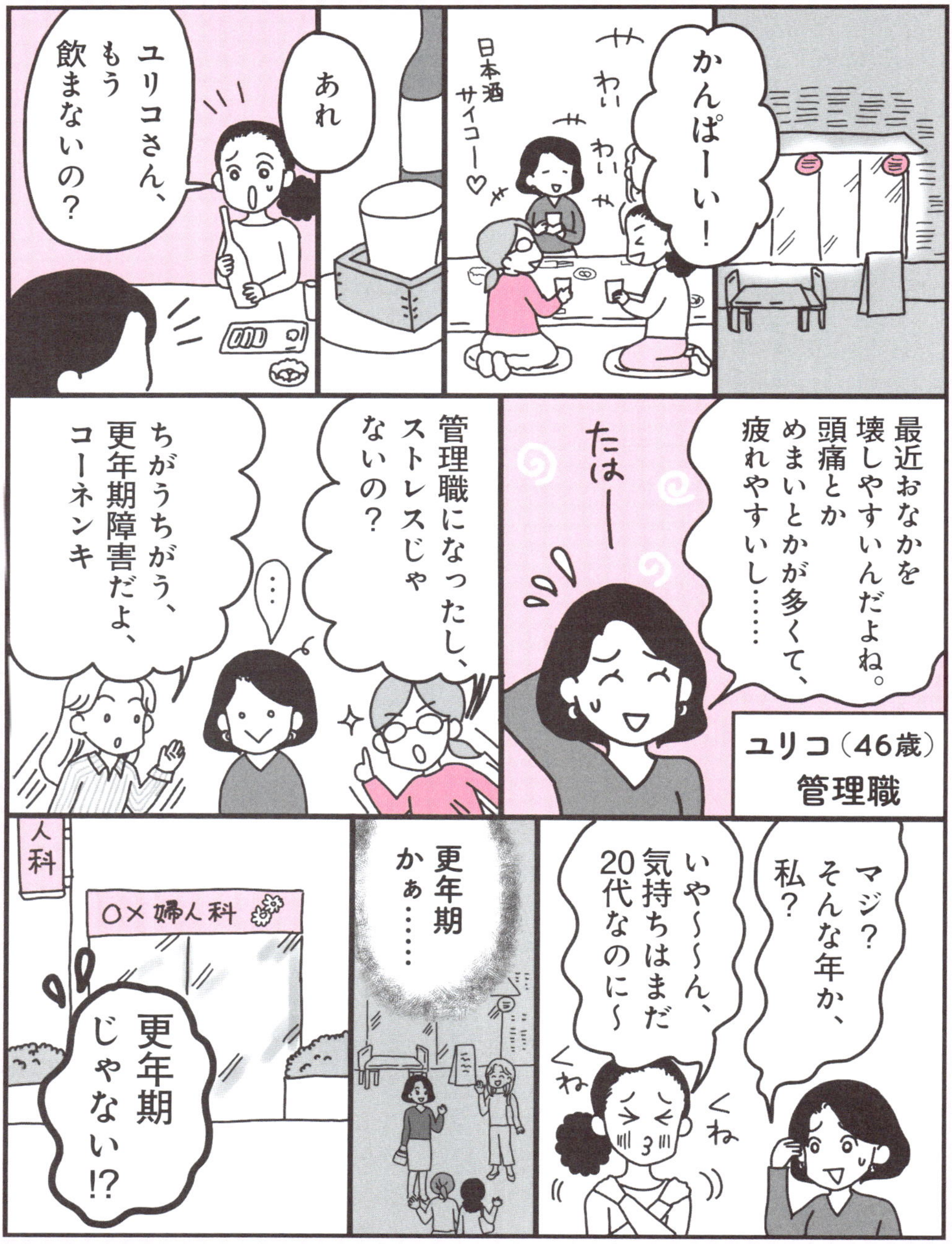
かんぱーい！
わい わい
日本酒サイコー♡
あれ
ユリコさん、もう飲まないの？
最近おなかを壊しやすいんだよね。頭痛とかめまいとかが多くて、疲れやすいし……
たはー
ユリコ（46歳）管理職
管理職になったし、ストレスじゃないの？
…
ちがうちがう、更年期障害だよ、コーネンキ
マジ？そんな年か、私？
いや〜〜ん、気持ちはまだ20代なのに〜
くね くね
更年期かぁ……
人科
〇×婦人科
更年期じゃない!?

テケジョ case_4

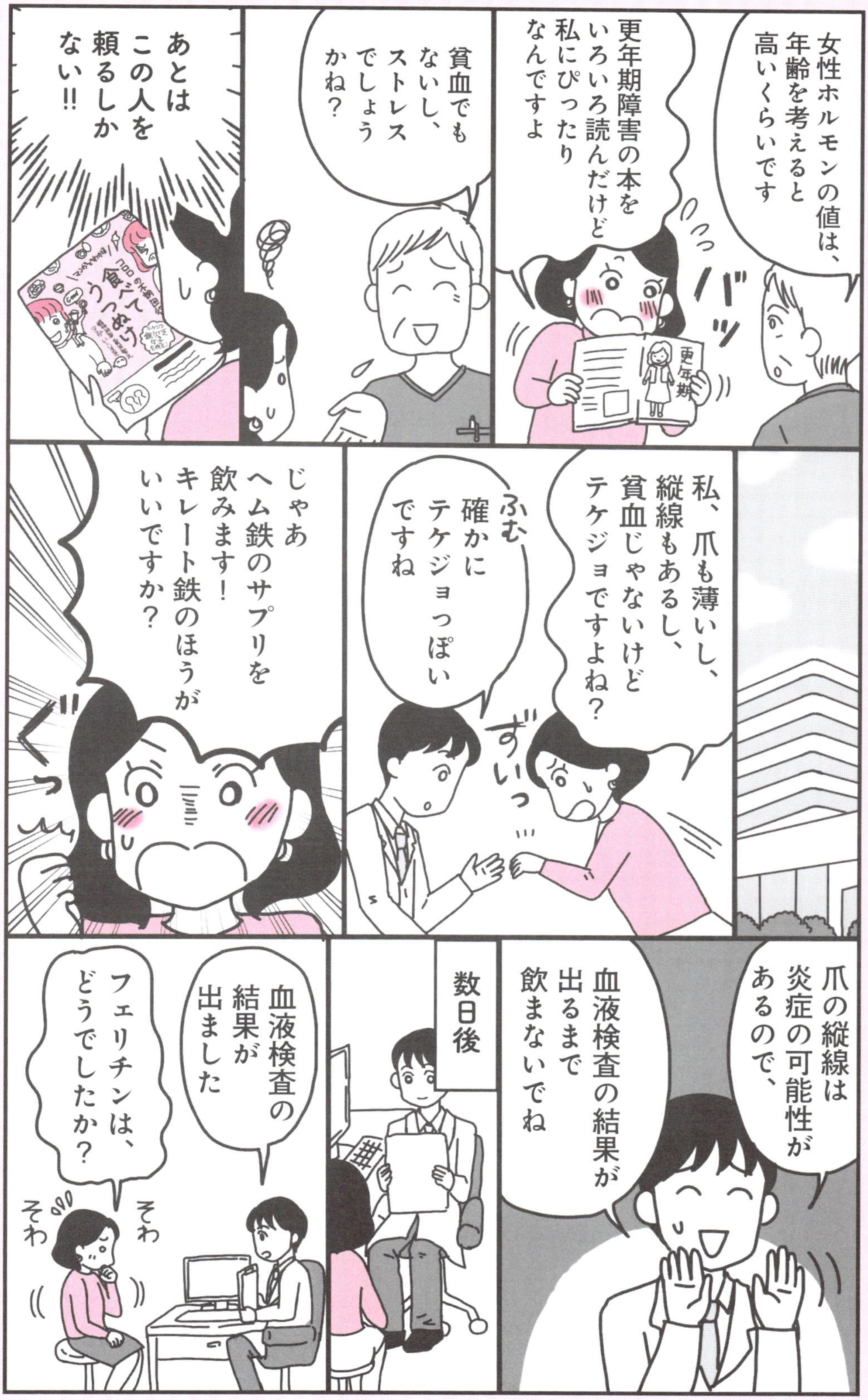
女性ホルモンの値は、年齢を考えると高いくらいです
バッ
更年期障害の本をいろいろ読んだけど私にぴったりなんですよ
更年期
貧血でもないし、ストレスでしょうかね？
あとはこの人を頼るしかない!!
私、爪も薄いし、縦線もあるし、貧血じゃないけどテケジョですよね？
ずいっ
ふむ
確かにテケジョっぽいですね
じゃあヘム鉄のサプリを飲みます！キレート鉄のほうがいいですか？
ぐっ
爪の縦線は炎症の可能性があるので、
血液検査の結果が出るまで飲まないでね
数日後
血液検査の結果が出ました
フェリチンは、どうでしたか？
そわ
そわ

爪に縦線のある人は要注意！

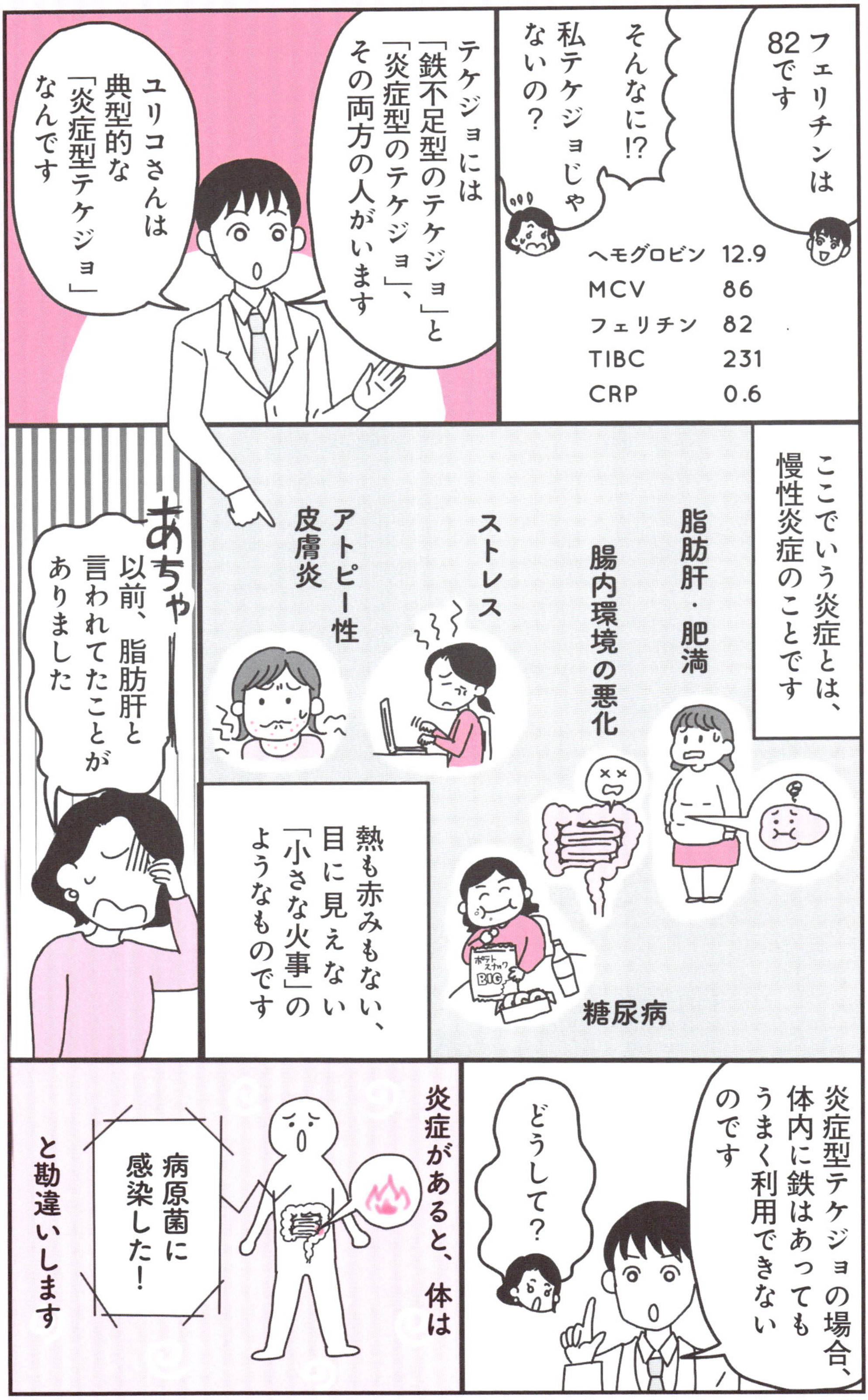

フェリチンは82です
そんなに!? 私テケジョじゃないの?
ヘモグロビン 12.9
MCV 86
フェリチン 82
TIBC 231
CRP 0.6
テケジョには「鉄不足型のテケジョ」と「炎症型のテケジョ」、その両方の人がいます
ユリコさんは典型的な「炎症型テケジョ」なんです
ここでいう炎症とは、慢性炎症のことです
脂肪肝・肥満
腸内環境の悪化
ストレス
アトピー性皮膚炎
糖尿病
熱も赤みもない、目に見えない「小さな火事」のようなものです
あちゃー
以前、脂肪肝と言われてたことがありました
炎症型テケジョの場合、体内に鉄はあってもうまく利用できないのです
どうして?
炎症があると、体は
病原菌に感染した!
と勘違いします

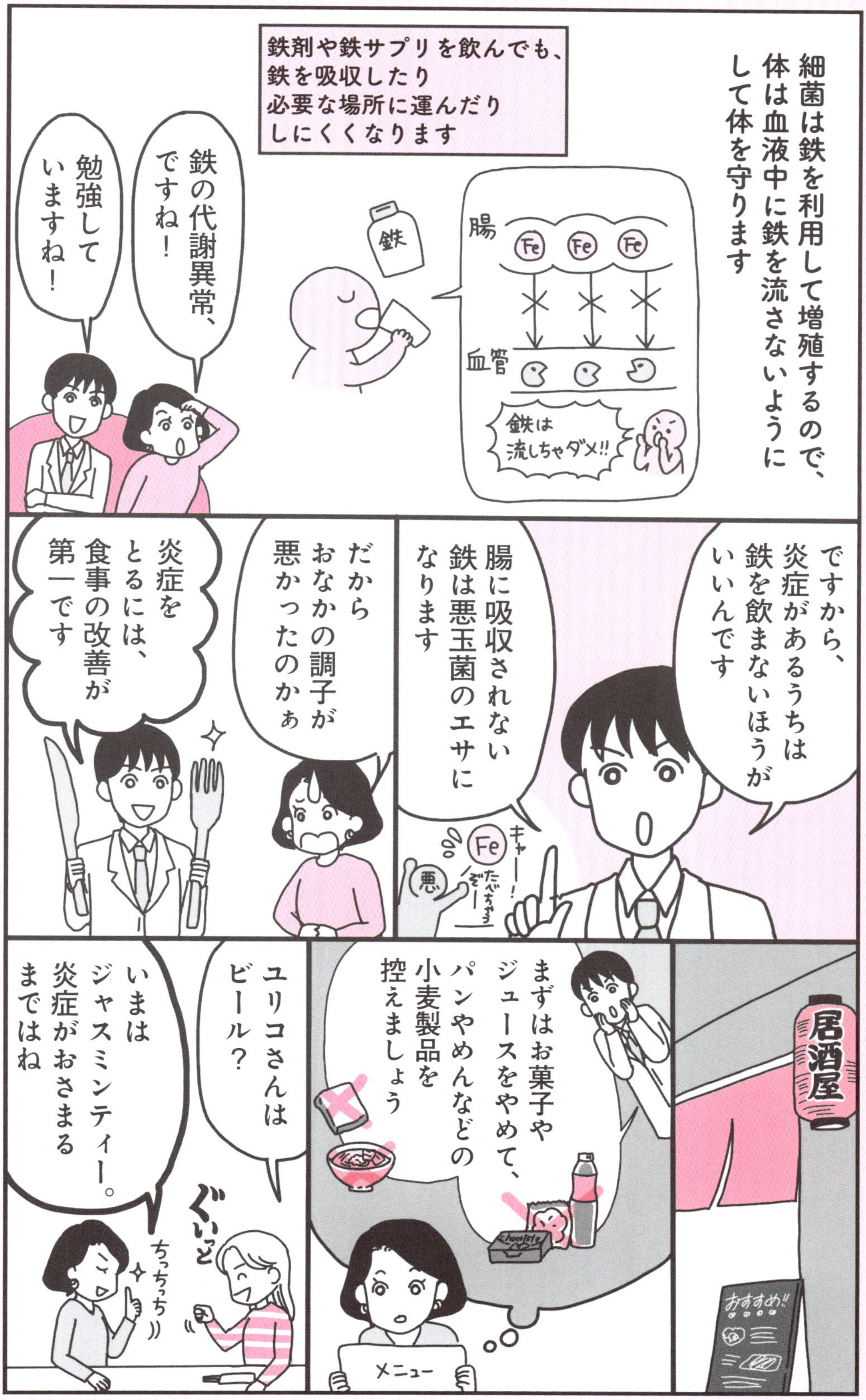
細菌は鉄を利用して増殖するので、体は血液中に鉄を流さないようにして体を守ります
鉄剤や鉄サプリを飲んでも、鉄を吸収したり必要な場所に運んだりしにくくなります
腸
Fe Fe Fe
血管
鉄は流しちゃダメ!!
鉄
鉄の代謝異常、ですね!
勉強していますね!
ですから、炎症があるうちは鉄を飲まないほうがいいんです
腸に吸収されない鉄は悪玉菌のエサになります
Fe
キャー!
悪
たべちゃうぞー
だからおなかの調子が悪かったのかぁ
炎症をとるには、食事の改善が第一です
居酒屋
まずはお菓子やジュースをやめて、パンやめんなどの小麦製品を控えましょう
chocolate
メニュー
おすすめ!!
ユリコさんはビール?
いまはジャスミンティー。炎症がおさまるまではね
ぐいっ
ちっちっち

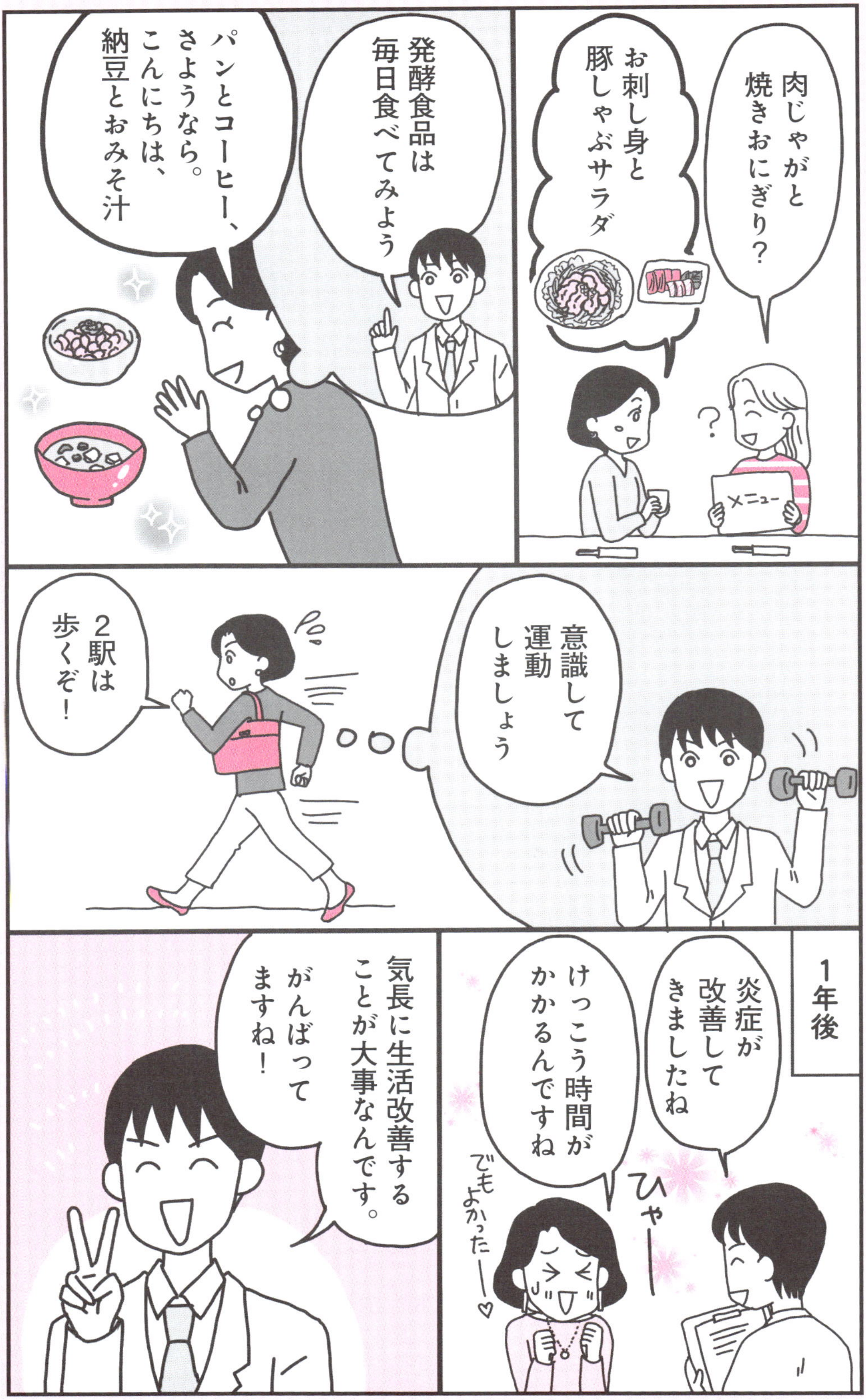
肉じゃがと焼きおにぎり？
お刺し身と豚しゃぶサラダ
メニュー
発酵食品は毎日食べてみよう
パンとコーヒー、さようなら。こんにちは、納豆とおみそ汁
意識して運動しましょう
2駅は歩くぞ！
1年後
炎症が改善してきましたね
けっこう時間がかかるんですね
ひゃー
でもよかったーー♡
気長に生活改善することが大事なんです。がんばってますね！

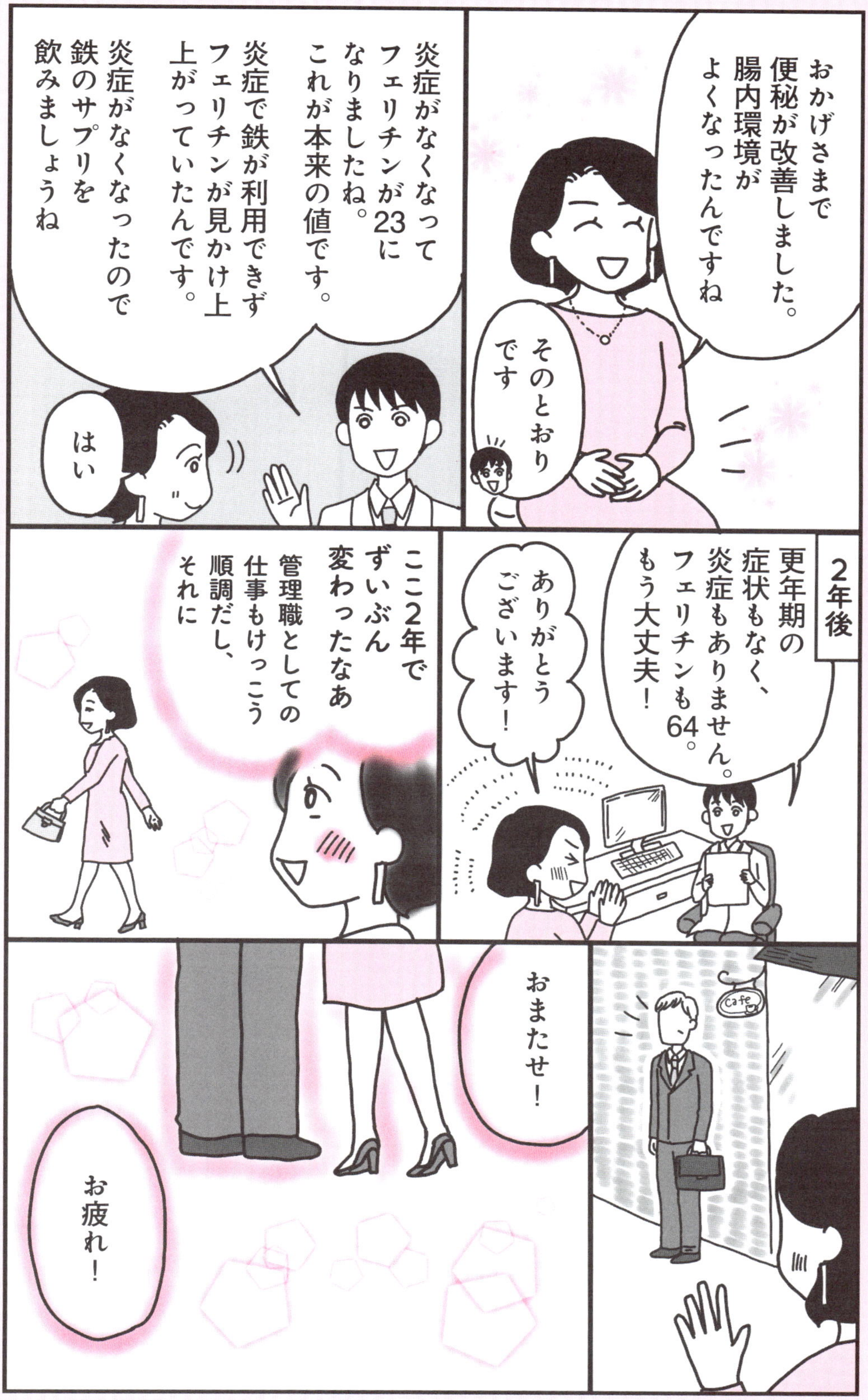
おかげさまで便秘が改善しました。腸内環境がよくなったんですね
そのとおりです
炎症がなくなってフェリチンが23になりましたね。これが本来の値です。炎症で鉄が利用できずフェリチンが見かけ上上がっていたんです。炎症がなくなったので鉄のサプリを飲みましょうね
はい
2年後
更年期の症状もなく、炎症もありません。フェリチンも64。もう大丈夫！
ありがとうございます！
ここ2年でずいぶん変わったなあ
管理職としての仕事もけっこう順調だし、それに
cafe
おまたせ！
お疲れ！

テケジョ case_4 解説

鉄が使えない？ 炎症型鉄欠乏

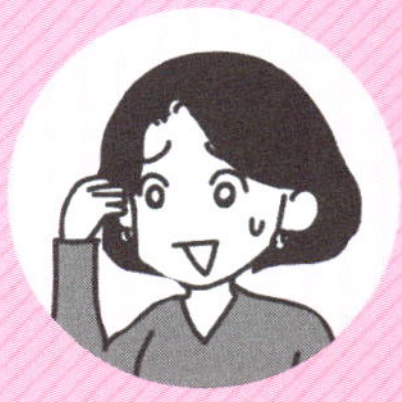

会社員 ユリコさん・46歳

「炎症」とは体内の火事。腸から鉄を吸収できずフェリチンも使えない！

炎症とは、体で起こる火事のようなものです。かぜ、糖尿病、アトピー性皮膚炎、花粉症、脂肪肝などが原因であることも多いのですが、腸内環境の悪化や、肥満、日常生活における慢性的なストレスや寝不足、過労なども炎症の原因になります。

炎症があると、腸から鉄が吸収できなくなったり、体の中に鉄があっても必要なところに鉄を移動することができなくなったりします。「鉄貯金」であるフェリチンが、普通預金から定期預金になってしまったようなもの。鉄はあるけど引き出せないし、必要なところに鉄を運べない、それが炎症型鉄欠乏の原因です。鉄が利用できないせいで、フェリチン値が高くなります。

炎症がある場合、鉄は吸収されないので腸にあふれてしまいます。鉄は有害菌のエサになり、腸内環境が悪化します。炎症時は、鉄は食事から補うようにして、鉄サプリを飲まないのが原則。鉄をふやすより、炎症を減らすほうが先です。人参養栄湯《にんじんようえいとう》（血を補う）や小柴胡湯《しょうさいことう》（抗炎症）などの漢方薬も活用して調整していくのもよいでしょう。また、たんぱく質（アミノ酸）をしっかりとることも重要です。

慢性的な炎症や酸化があると、爪に縦線がふえてくる傾向があります。酸化とはカラダがさびて、細胞が活性酸素で傷つき老化すること。年齢を重ねると、いろいろな病気などで体へのストレスがふえ、活性酸素が多くなります。その一方、抗酸化力は低下していくため、必然的に酸化もふえます。そして、酸化が進むと慢性炎症につながるのです。

更年期障害の影にテケジョあり

更年期障害とは、加齢に伴い卵巣の機能が低下し、女性ホルモン（エストロゲン）の分泌が少なくなることが主な原因で起きる、さまざまな症状のことです。

50歳前後で不調があると「原因は女性ホルモン？」と思いがちですが、実は鉄欠乏が隠れているかもしれません。30代から徐々にふえる子宮筋腫や子宮内膜症で、生理の量が多くなり、鉄欠乏が進む人は少なくありません。閉経後も鉄欠乏が十分に回復できていない人もいます。

「更年期だからしょうがない」と思い込まず、鉄欠乏を疑うことも大切です。

鉄欠乏には、鉄不足型と炎症型がある

鉄不足型
（絶対的鉄欠乏）

鉄が足りない

INよりOUTが多い

⬇ **フェリチンは下がる**

炎症型
（機能的鉄欠乏）

鉄があっても使えない

鉄の利用や吸収ができない

フェリチンは上がる ⬆

炎症があると、体は血液中に鉄を流さない

（炎症による鉄の利用障害）

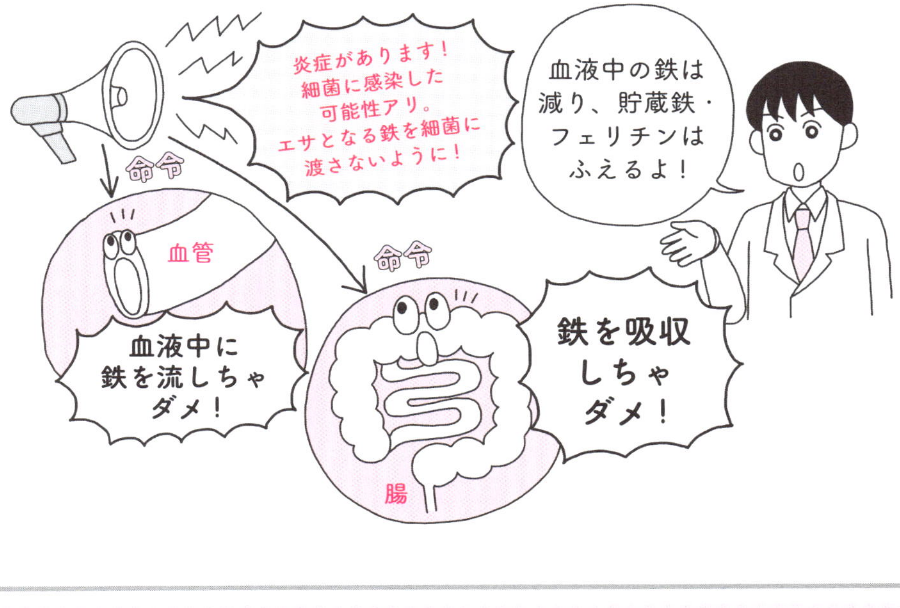
炎症があります！
細菌に感染した
可能性アリ。
エサとなる鉄を細菌に
渡さないように！
命令
血管
血液中に
鉄を流しちゃ
ダメ！
命令
腸
鉄を吸収
しちゃ
ダメ！
血液中の鉄は
減り、貯蔵鉄・
フェリチンは
ふえるよ！

テケコ case_5

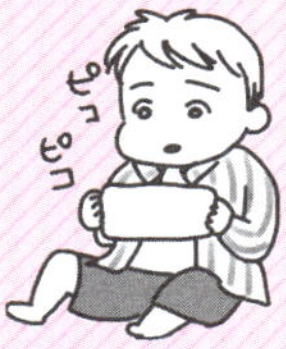
ピコ
ピコ

幼稚園　ケントくん　5歳

もしかして発達障害かも？ 隠れ鉄欠乏の子どもを救え！

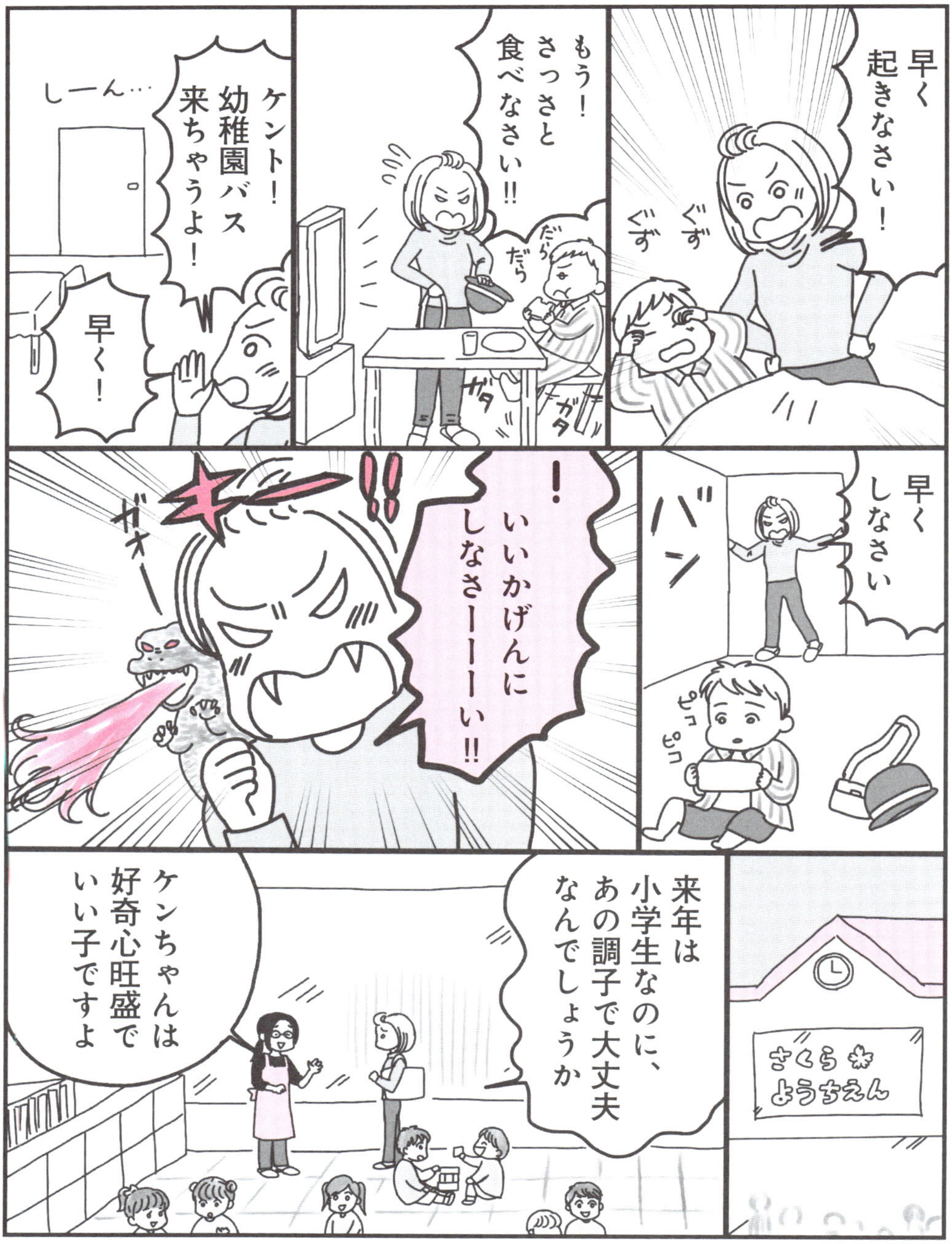
早く起きなさい！
ぐずぐず
もう！さっさと食べなさい!!
だらだら
ガタガタ
しーん…
ケント！幼稚園バス来ちゃうよ！
早く！
早くしなさい
バン
ピコピコ
!!
！
いいかげんにしなさーーーーい!!
ガオー
さくら ようちえん
来年は小学生なのに、あの調子で大丈夫なんでしょうか
ケンちゃんは好奇心旺盛でいい子ですよ

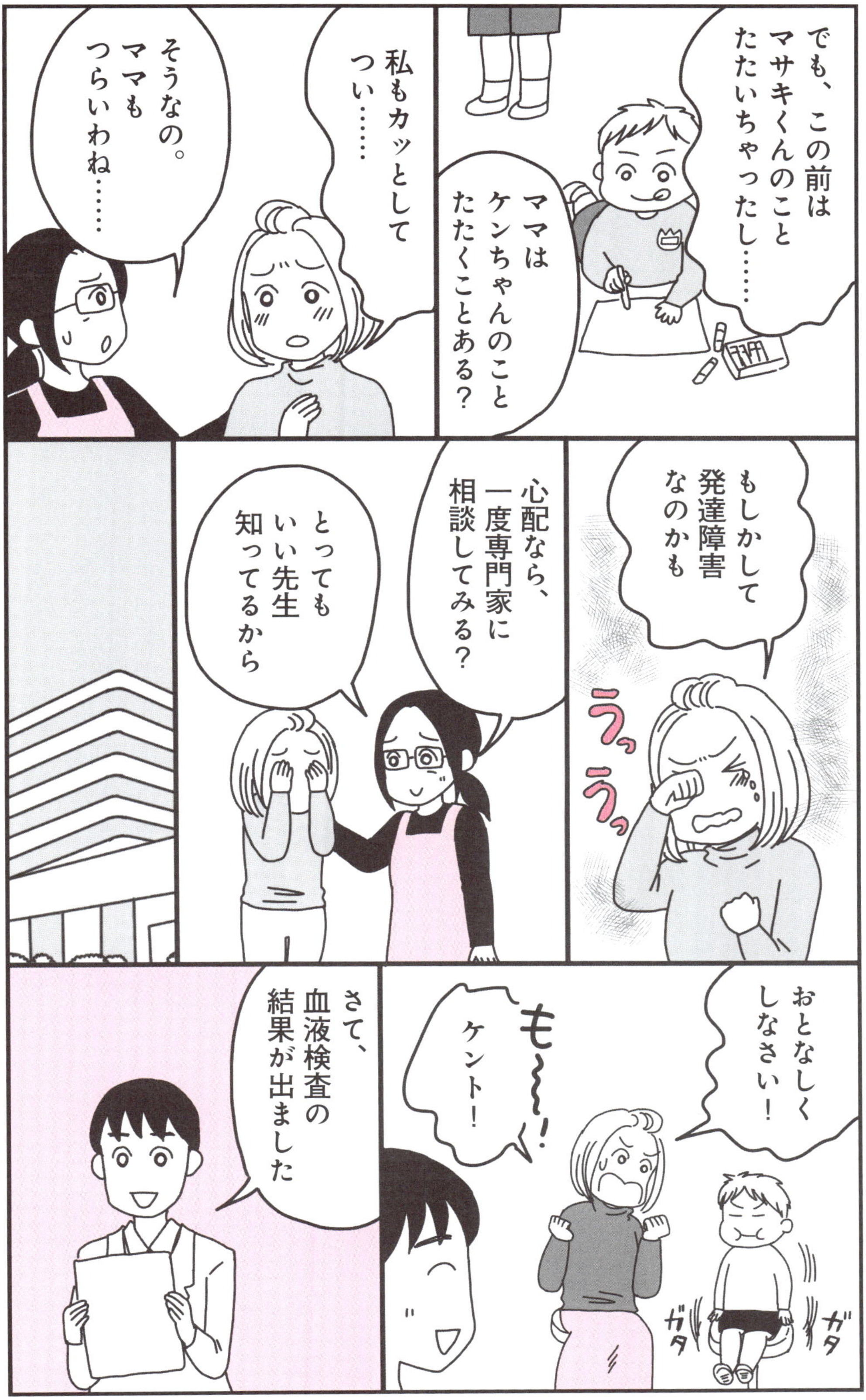
でも、この前はマサキくんのことたたいちゃったし……
ママはケンちゃんのことたたくことある？
私もカッとしてつい……
そうなの。ママもつらいわね……
もしかして発達障害なのかも
うっうっ
心配なら、一度専門家に相談してみる？
とってもいい先生知ってるから
おとなしくしなさい！
も〜〜ケント！
ガタ
ガタ
さて、血液検査の結果が出ました

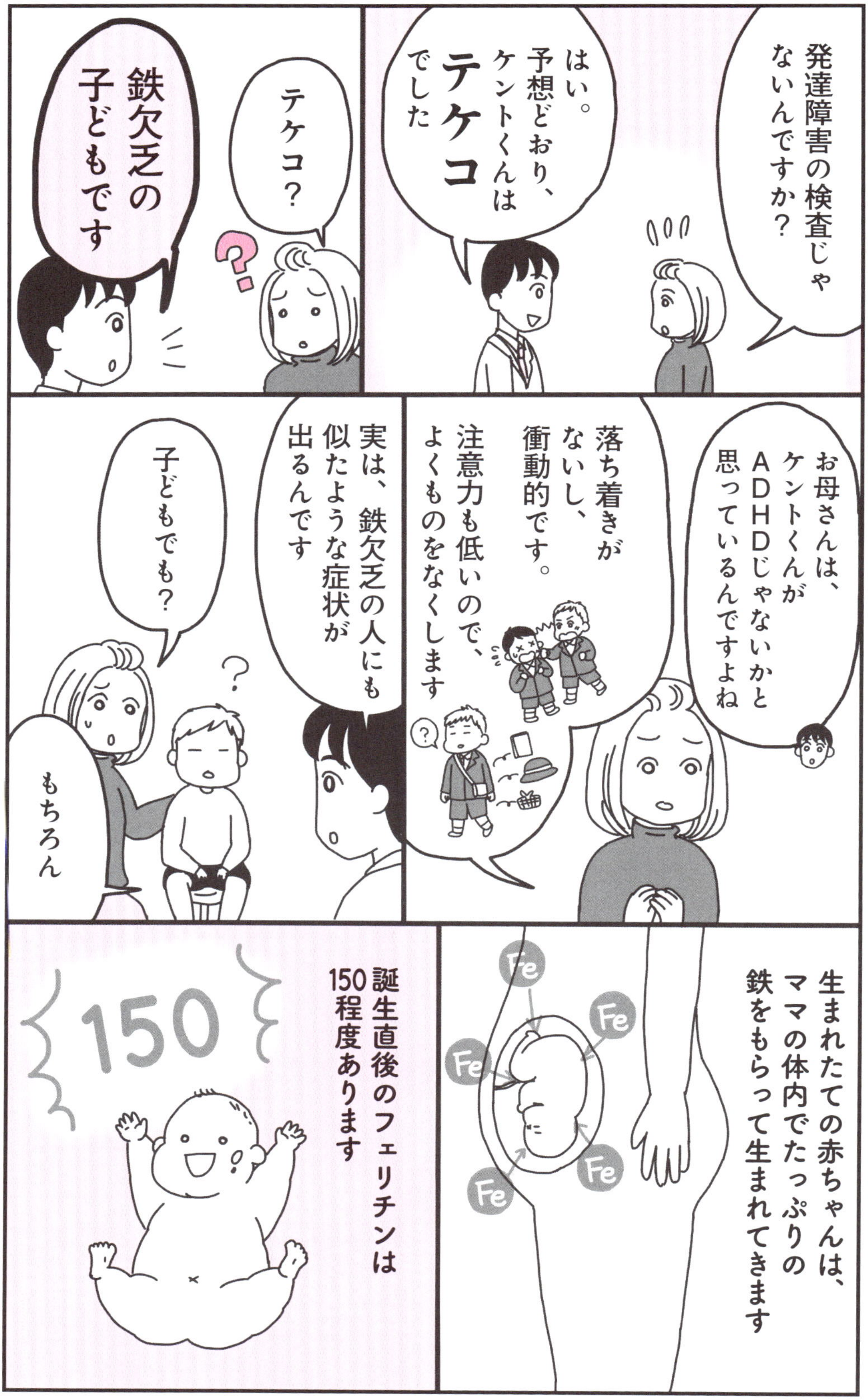
発達障害の検査じゃないんですか？
はい。予想どおり、ケントくんはテケコでした
テケコ？
鉄欠乏の子どもです
お母さんは、ケントくんがADHDじゃないかと思っているんですよね
落ち着きがないし、衝動的です。注意力も低いので、よくものをなくします
実は、鉄欠乏の人にも似たような症状が出るんです
子どもでも？
もちろん
生まれたての赤ちゃんは、ママの体内でたっぷりの鉄をもらって生まれてきます
Fe
Fe
Fe
Fe
Fe
誕生直後のフェリチンは150程度あります
150

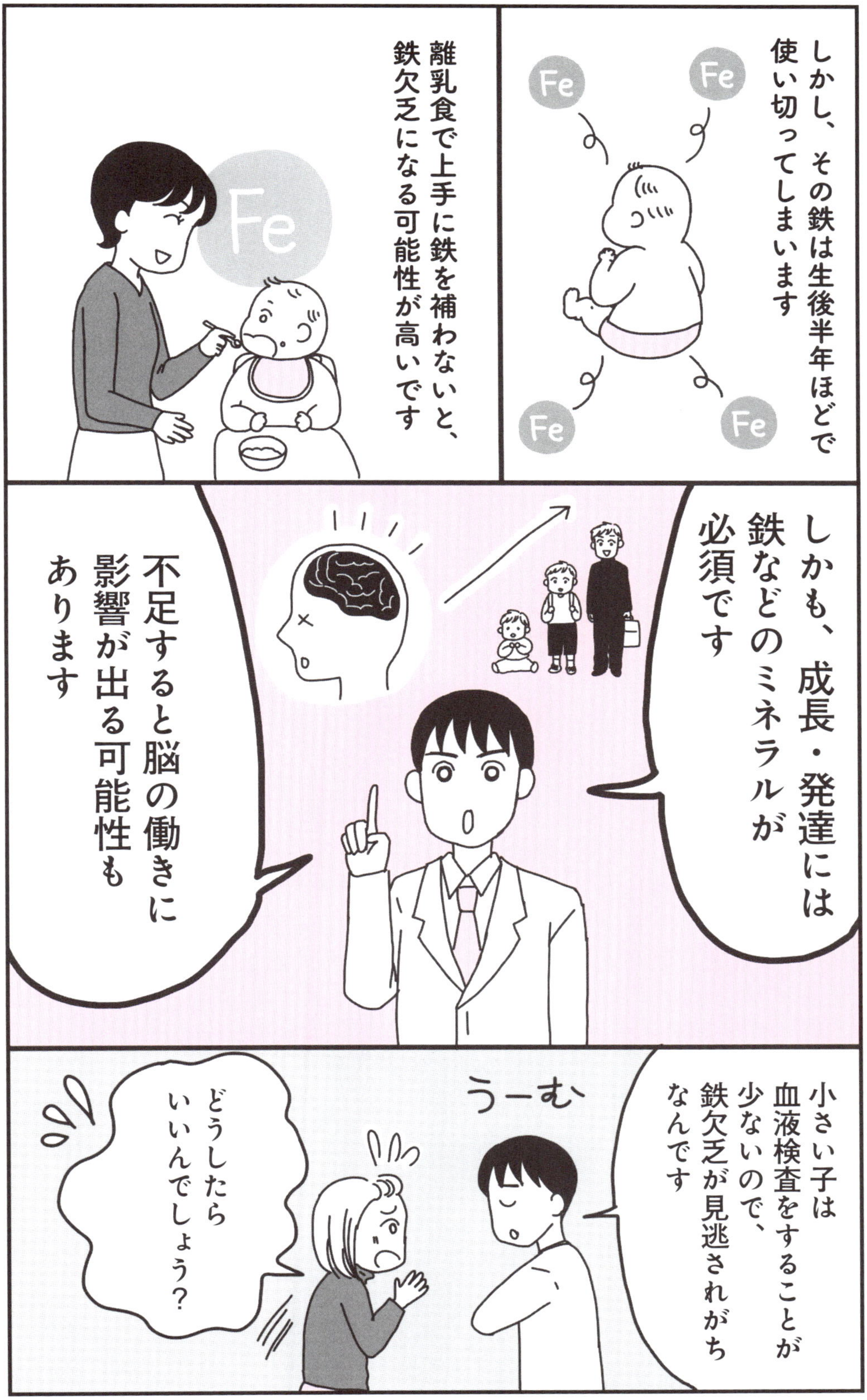
しかし、その鉄は生後半年ほどで使い切ってしまいます
Fe
Fe
Fe
Fe
離乳食で上手に鉄を補わないと、鉄欠乏になる可能性が高いです
Fe
しかも、成長・発達には鉄などのミネラルが必須です
不足すると脳の働きに影響が出る可能性もあります
小さい子は血液検査をすることが少ないので、鉄欠乏が見逃されがちなんです
うーむ
どうしたらいいんでしょう？

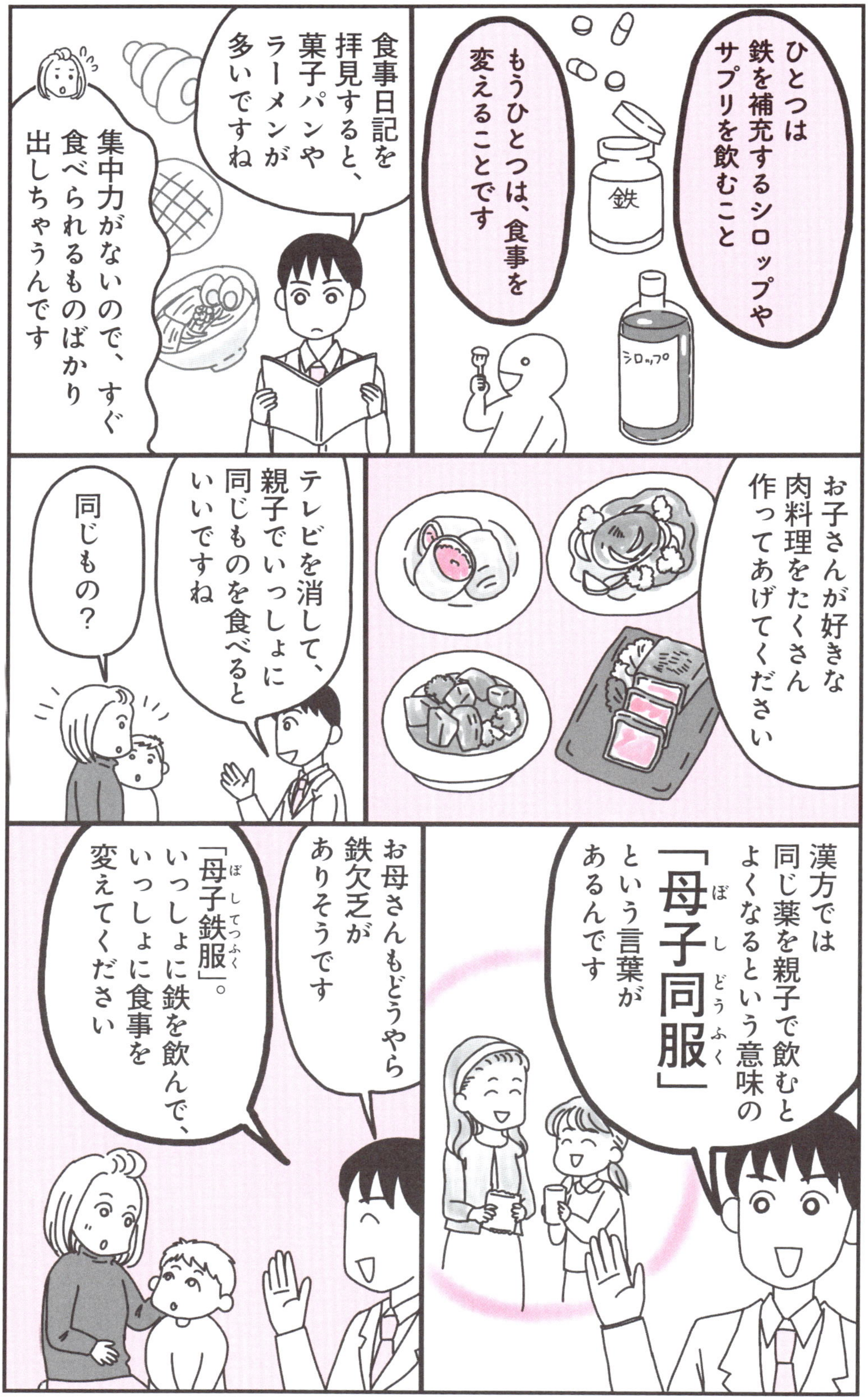
ひとつは鉄を補充するシロップやサプリを飲むこと
鉄
シロップ
もうひとつは、食事を変えることです
食事日記を拝見すると、菓子パンやラーメンが多いですね
集中力がないので、すぐ食べられるものばかり出しちゃうんです
お子さんが好きな肉料理をたくさん作ってあげてください
テレビを消して、親子でいっしょに同じものを食べるといいですね
同じもの？
漢方では同じ薬を親子で飲むとよくなるという意味の「母《ぼ》子《し》同《どう》服《ふく》」という言葉があるんです
お母さんもどうやら鉄欠乏がありそうです
「母《ぼ》子《し》鉄《てつ》服《ふく》」。いっしょに鉄を飲んで、いっしょに食事を変えてください

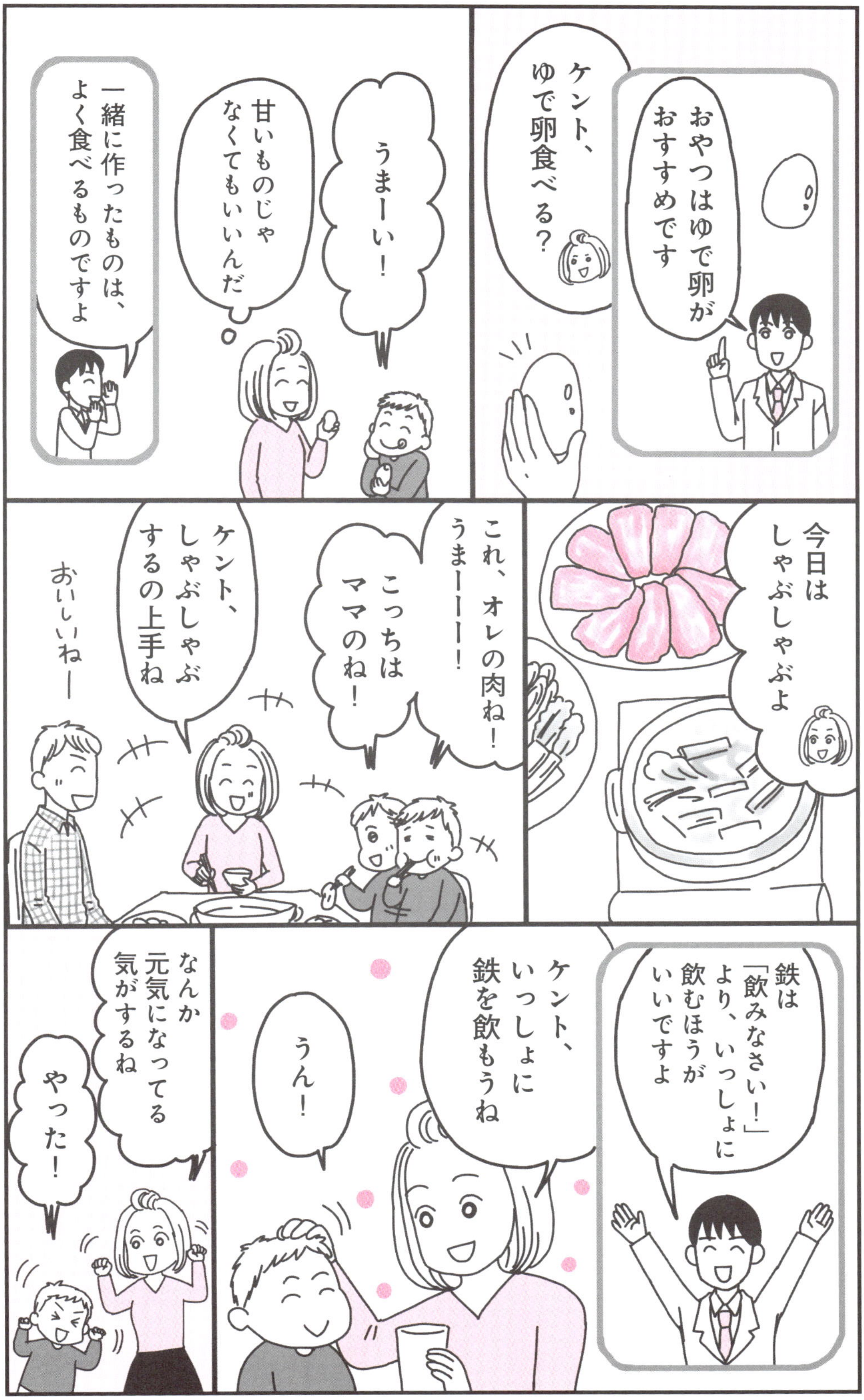
おやつはゆで卵がおすすめです
ケント、ゆで卵食べる？
うまーい！
甘いものじゃなくてもいいんだ
一緒に作ったものは、よく食べるものですよ
今日はしゃぶしゃぶよ
これ、オレの肉ね！うまーーーー！
こっちはママのね！
ケント、しゃぶしゃぶするの上手ね
おいしいねー
鉄は「飲みなさい！」より、いっしょに飲むほうがいいですよ
ケント、いっしょに鉄を飲もうね
うん！
なんか元気になってる気がするね
やった！

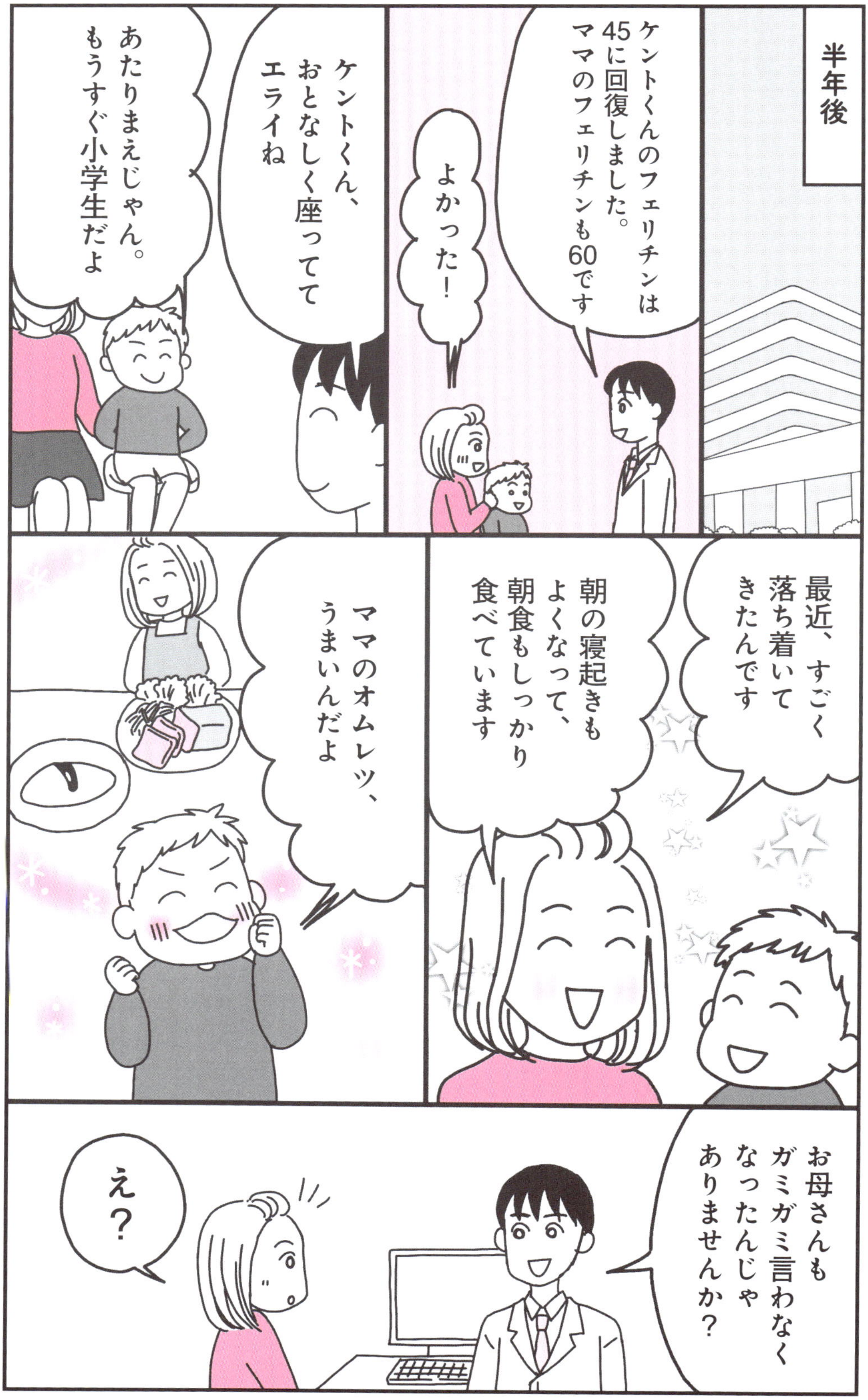
半年後
ケントくんのフェリチンは45に回復しました。ママのフェリチンも60です
よかった!
ケントくん、おとなしく座っててエライね
あたりまえじゃん。もうすぐ小学生だよ
最近、すごく落ち着いてきたんです
朝の寝起きもよくなって、朝食もしっかり食べています
ママのオムレツ、うまいんだよ
お母さんもガミガミ言わなくなったんじゃありませんか?
え?

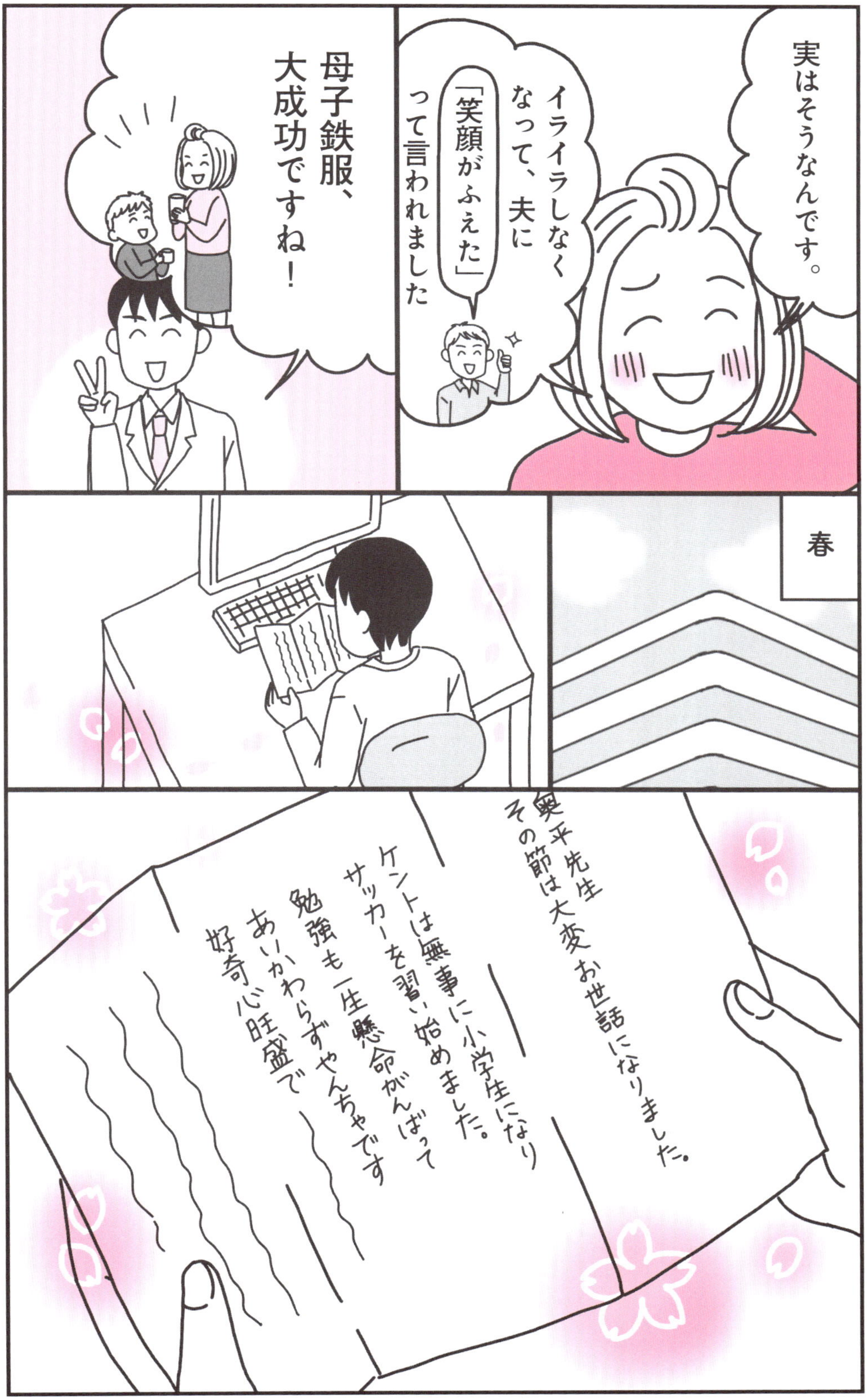
実はそうなんです。
イライラしなくなって、夫に「笑顔がふえた」って言われました
母子鉄服、大成功ですね！
春
奥平先生
その節は大変お世話になりました。
ケントは無事に小学生になり
サッカーを習い始めました。
勉強も一生懸命がんばって
あいかわらずやんちゃです
好奇心旺盛で

テケジョ case_5 解説

注意散漫で多動 鉄欠乏が原因？

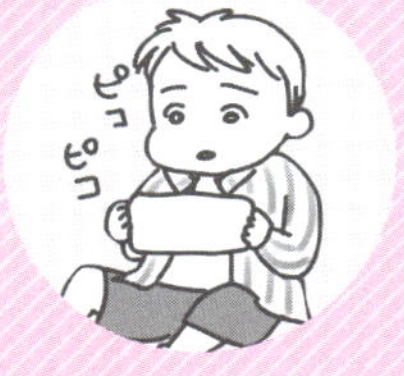

幼稚園 ケントくん・5歳

テケコ（鉄欠乏の子ども）を救え！ 細胞分裂や成長発達に鉄は必要不可欠な栄養素です

鉄は細胞分裂に必須のミネラルで、子どもの成長や発達には欠かせません。脳神経の正常な発達にも、鉄は不可欠。お母さんのおなかの中にいるときから幼児期までの間に、重度の鉄欠乏の時期があると、とり戻すことができない損傷を脳神経に与える可能性があります。

鉄は脳の神経細胞のエネルギー代謝に欠かせないミネラルのひとつです。さらに鉄は、脳神経細胞を鞘《さや》のようにおおう「ミエリン」の形成にも使われています。ミエリンの大半は出生後に作られ、神経細胞の情報伝達を約１００倍早くしたり、神経細胞に栄養を与えたりする役割があります。つまり、鉄欠乏になると、脳の働きが低下してしまうのです。

また、鉄欠乏はＡＤＨＤ（注意欠如・多動症）に似た症状を引き起こすことがあります。落ち着きがなく、多動や衝動性が目立つようになったり、注意が散漫になったりします。ＡＤＨＤと診断された約８割の子どものフェリチンが、平均30ng／mℓ未満だったという報告もあります。ＡＤＨＤに似た症状がある場合、一度フェリチンを含む鉄関連の血液検査をしてみるといいかもしれません。鉄欠乏があることでＡＤＨＤの症状が強く出てしまっていることもありますし、鉄とたんぱく質の代謝の改善で症状がなくなる可能性もあります。

東洋医学の未病から 母子同服、母子鉄服

症状があっても、病名をつけるまでには至らない状態を、東洋医学では「未病」といいます。「未病」の段階で体質改善をめざすことが、病気の予防にもつながります。

たとえば抑肝散《よくかんさん》（または、抑《よく》肝散加陳皮半夏《かんさんかちんぴはんげ》）という漢方薬は、イライラをやわらげる効果があります。母親と子どもが抑肝散をいっしょに飲むことで相乗効果が生まれ、母子ともによい結果が期待でき、これを「母子同服《ぼしどうふく》」と呼びます。鉄も同じだと感じます。私は母子ともに鉄をしっかり補給することを、「母子鉄服《ぼしてつふく》」と名づけました。女性と子どもに鉄欠乏は非常に多いので、「母子鉄服」をぜひ試してみてください。鉄欠乏が解消されることで、親子ともにイライラや不安などが減り、ココロが安定することが多いのです。

鉄欠乏の子どもの症状

1. 疲れやすい
2. 集中力がない
3. 意欲が低い
4. イライラしやすい、攻撃性
5. 注意散漫
6. 多動、落ち着きがない
7. 音に過敏
8. 記憶力・学習能力の低下
9. 鉛筆・氷などかたいものをかじる
10. 脚がムズムズする・眠りが浅い
11. 運動発達・知能の遅れ
12. 情緒・社会性の発達の遅れ
13. 背が伸びるのが遅い
14. 食が細い
15. かぜをひきやすい
16. 運動時の動悸・息切れ

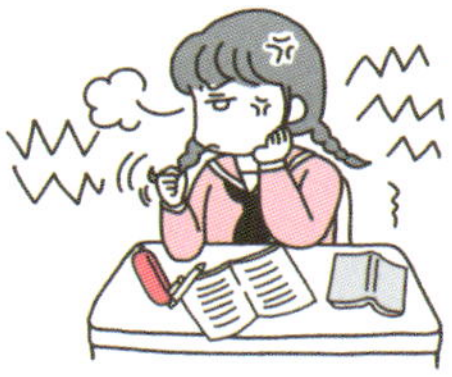

ADHDの子どもの8割が鉄不足

※フェリチン 30ng/mℓ未満の割合

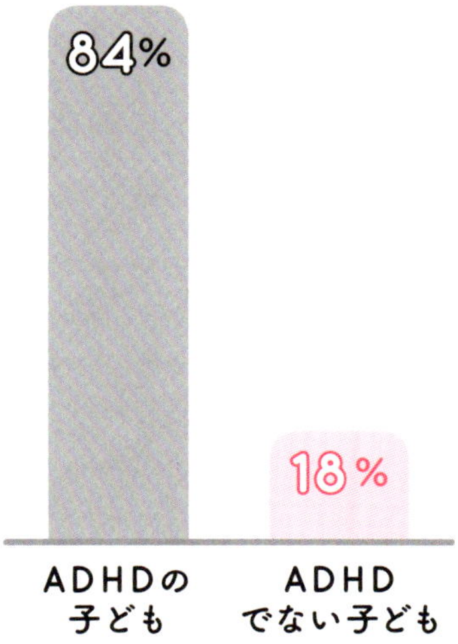

Yan Wang, et al : A Systematic Review and Meta-Analysis.2017

体の成長が著しい子ども期は、
鉄が大量に消費されてしまう時期でもある。
鉄欠乏でADHDのような多動や
注意散漫がみられることがあり、
鉄で症状が緩和する子どもがいる。

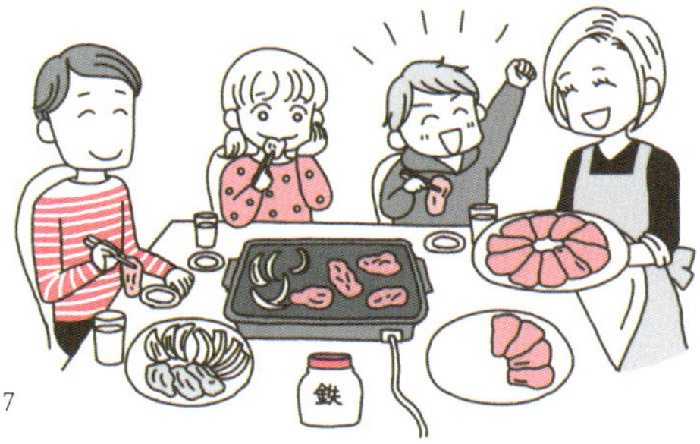

column

血液検査の結果で、栄養の問題点を見つけよう

A子さんの血液検査の結果

血液検査項目	主な栄養素	経過		栄養学的な読み方（有経女性）		
		初診	4か月後	赤信号	黄色信号	理想値
AST	ビタミンB_6	15	19	15未満	17未満	20
ALT	ビタミンB_6	7	17	1桁	15未満	20
γ-GTP	たんぱく質摂取	8	15	1桁	15未満	20
BUN	たんぱく質代謝（B群）	6	16	1桁	15未満	15～20
総コレステロール	たんぱく質＋脂質	139	185	150未満	180未満	180～280
フェリチン	鉄	13	38	25未満	50未満	50～80
MCV	鉄	87	92	90未満	93未満	95
TIBC	鉄	380	312	350以上	320以上	300

※初診時も4か月後もすべて検査会社の参考基準値内だが、栄養状態が改善し諸症状は緩和

※赤信号、黄色信号、理想値の値は、奥平式の参考値。個体差、各種の上昇因子や低下因子に影響を受ける。

血液検査がオールAでも栄養的にはC判定かも？

血液検査の結果が、検査会社の参考基準値内でオールA判定だとしても、栄養面から検査結果を見てみると、C判定やD判定となることがあります。

鉄欠乏か否かは、ヘモグロビン（赤血球内の鉄）よりもフェリチン（全身の細胞にある貯蔵鉄）やMCV（赤血球の大きさ）、TIBC（鉄を運ぶトラック）などを参考にしたほうがよくわかるのです。フェリチンが25未満、MCVが90未満、TIBCが350以上は赤信号です。かなりのテケジョ、テケコだと言えます。

鉄の指標と同じくらい、テケジョが注目すべきは、たんぱく質関連の指標です。ALTや、γ-GTP、BUNが1桁の場合、たんぱく質やビタミンB群が不足している可能性が高いです。

検査数値は、病気や病態などに影響されて高くなることがあり、栄養不足の指標にならない場合もあります。

詳細は、前書をご参照ください。

表でご紹介しているA子さんは、数値がすべて検査会社の参考基準値内でしたが、疲れやすい、食欲がない、眠りが浅い、イライラする、などの症状がありました。不足している栄養を補うと、数値が検査会社の基準値内で変化し、4か月後には症状が改善しました。

皆さんも一度、ご自身の血液検査の結果を、栄養学的な視点で見直してみませんか？

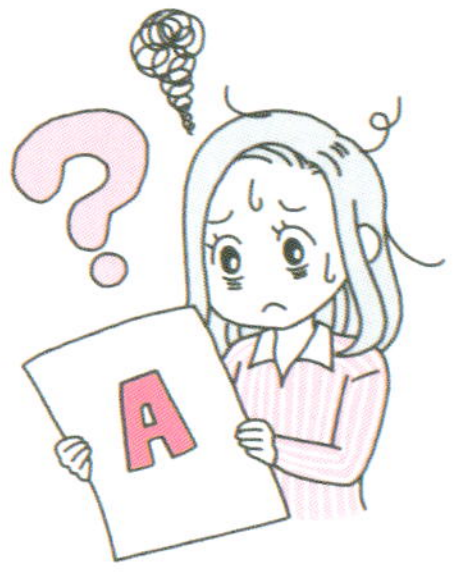

Part 2

鉄欠乏改善
かんたん テケ食ガイド

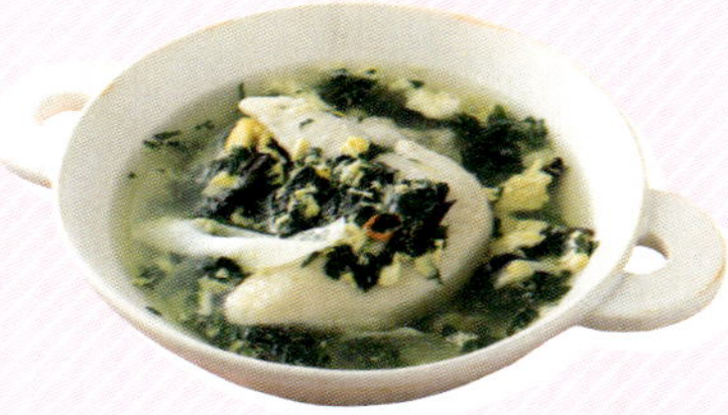

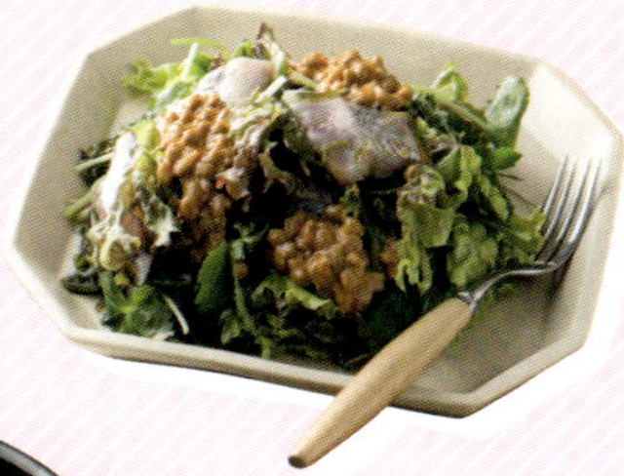

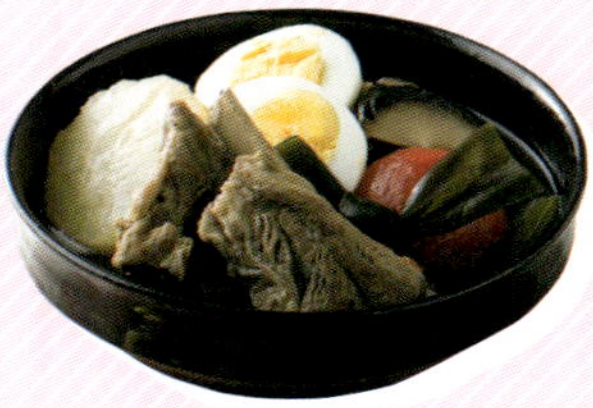

What is Tekeshoku?

テケジョにはテケ食！鉄欠乏回復食を!!

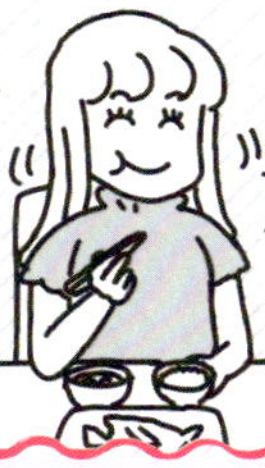
カミ
カミ
カミ

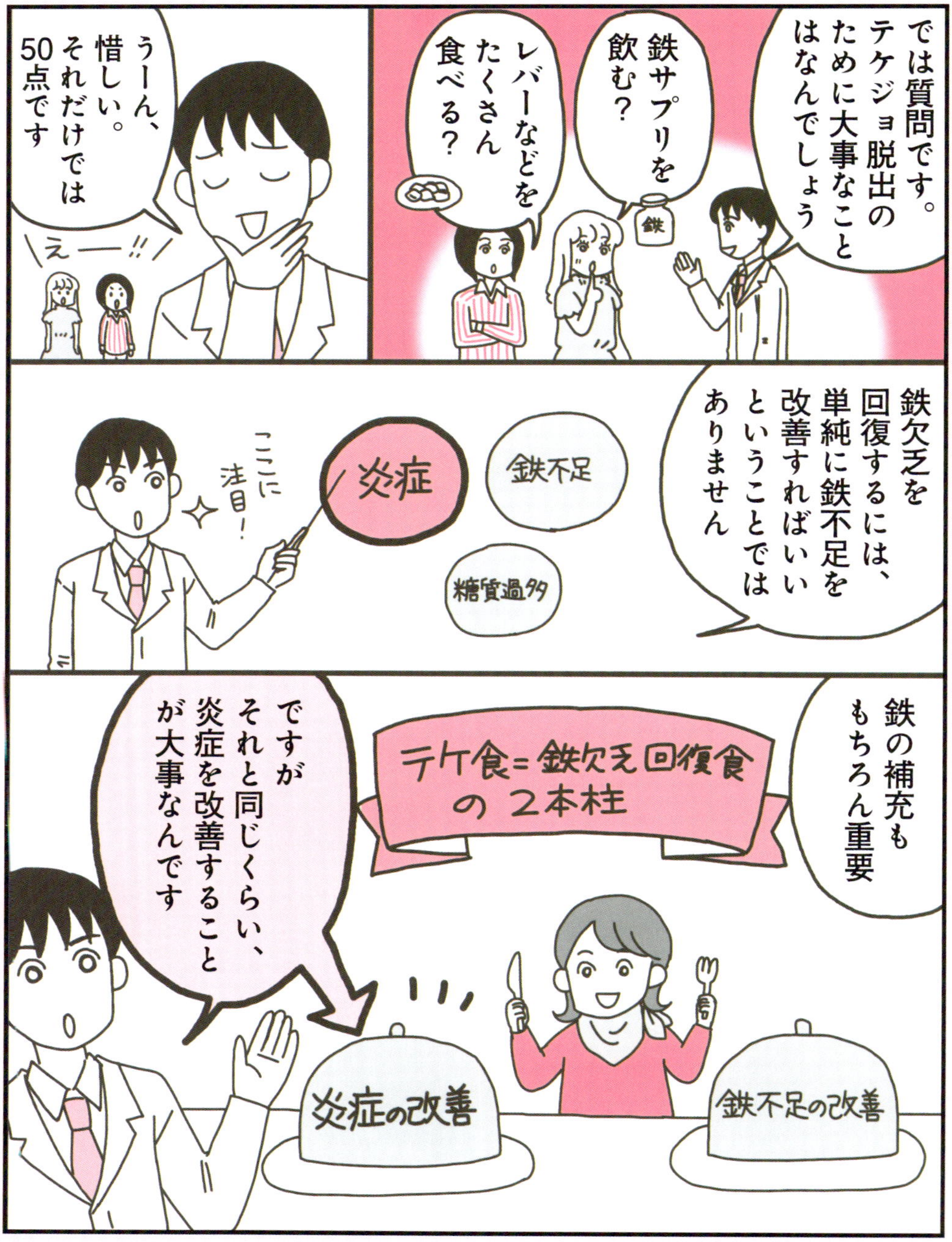
では質問です。テケジョ脱出のために大事なことはなんでしょう
鉄サプリを飲む？
鉄
レバーなどをたくさん食べる？
うーん、惜しい。それだけでは50点です
え――!!
鉄欠乏を回復するには、単純に鉄不足を改善すればいいということではありません
ここに注目！
炎症
鉄不足
糖質過多
鉄の補充ももちろん重要
テケ食＝鉄欠乏回復食の２本柱
ですがそれと同じくらい、炎症を改善することが大事なんです
炎症の改善
鉄不足の改善

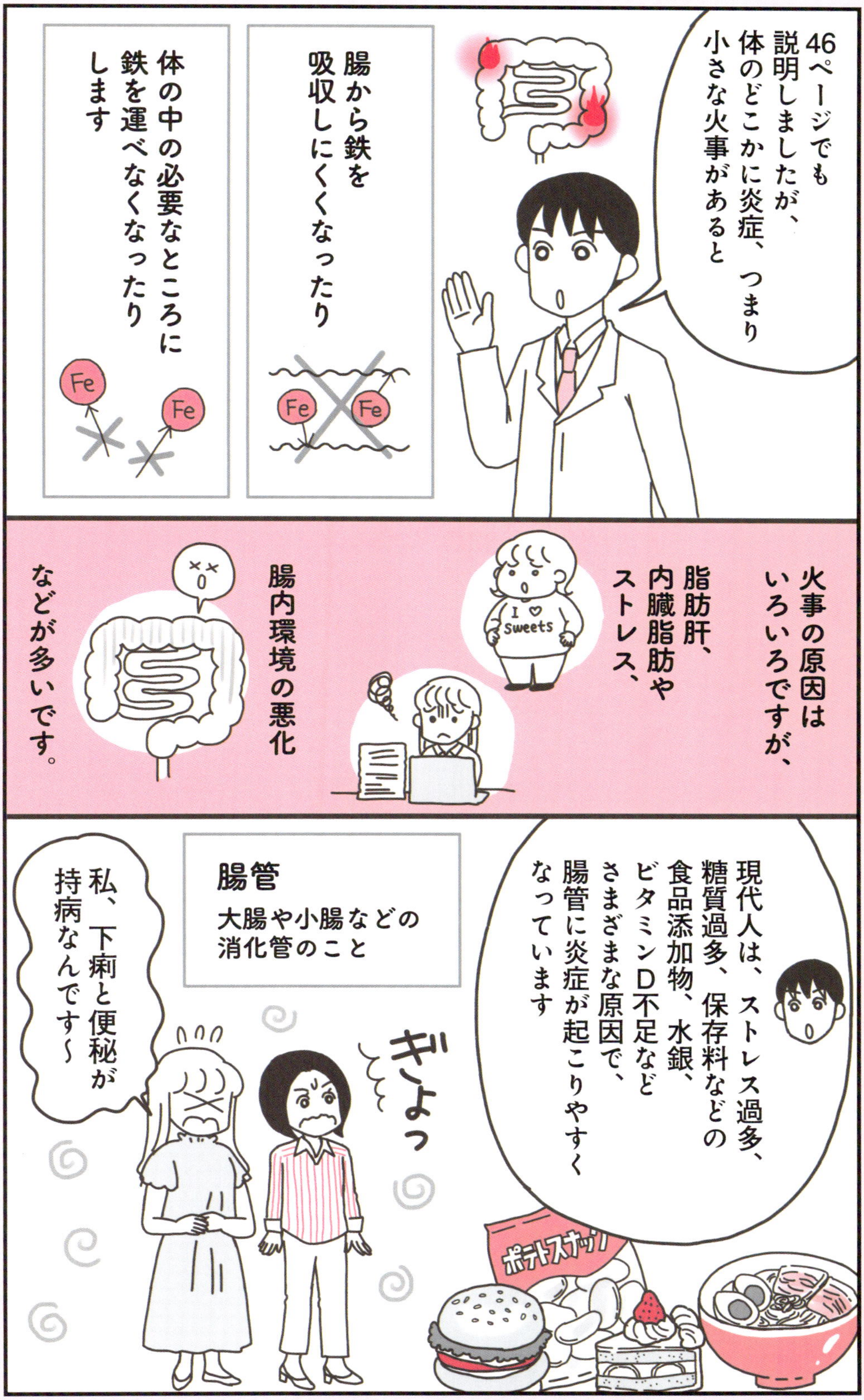
46ページでも説明しましたが、体のどこかに炎症、つまり小さな火事があると
腸から鉄を吸収しにくくなったり
Fe
Fe
体の中の必要なところに鉄を運べなくなったりします
Fe
Fe
火事の原因はいろいろですが、
脂肪肝、内臓脂肪やストレス、
I ♡ Sweets
腸内環境の悪化
などが多いです。
現代人は、ストレス過多、糖質過多、保存料などの食品添加物、水銀、ビタミンD不足などさまざまな原因で、腸管に炎症が起こりやすくなっています
腸管
大腸や小腸などの消化管のこと
ぎょっ
私、下痢と便秘が持病なんです〜
ポテトスナック

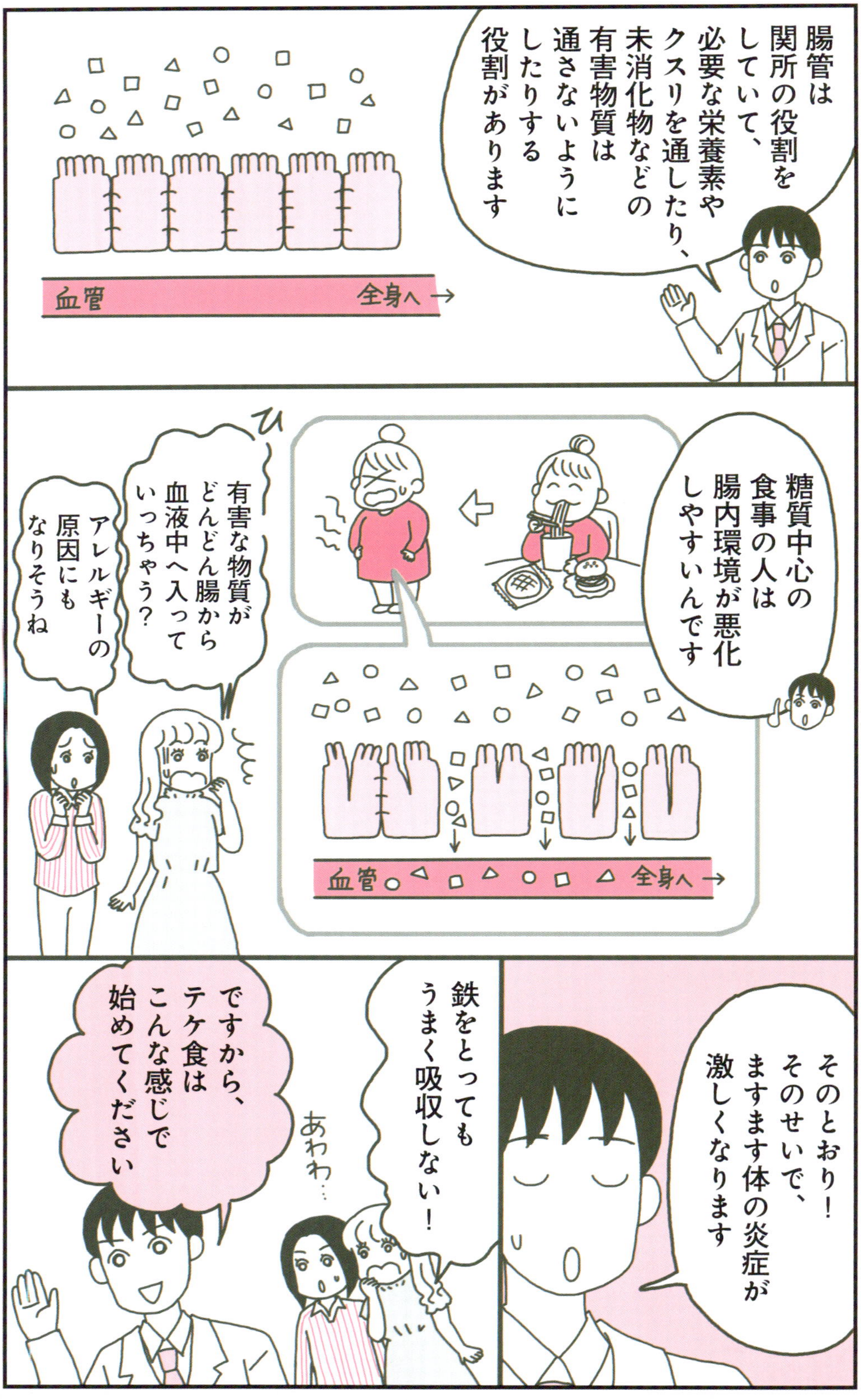
腸管は関所の役割をしていて、必要な栄養素やクスリを通したり、未消化物などの有害物質は通さないようにしたりする役割があります
血管
全身へ
糖質中心の食事の人は腸内環境が悪化しやすいんです
血管
全身へ
ひ〜
有害な物質がどんどん腸から血液中へ入っていっちゃう？
アレルギーの原因にもなりそうね
そのとおり！そのせいで、ますます体の炎症が激しくなります
鉄をとってもうまく吸収しない！
あわわ…
ですから、テケ食はこんな感じで始めてください

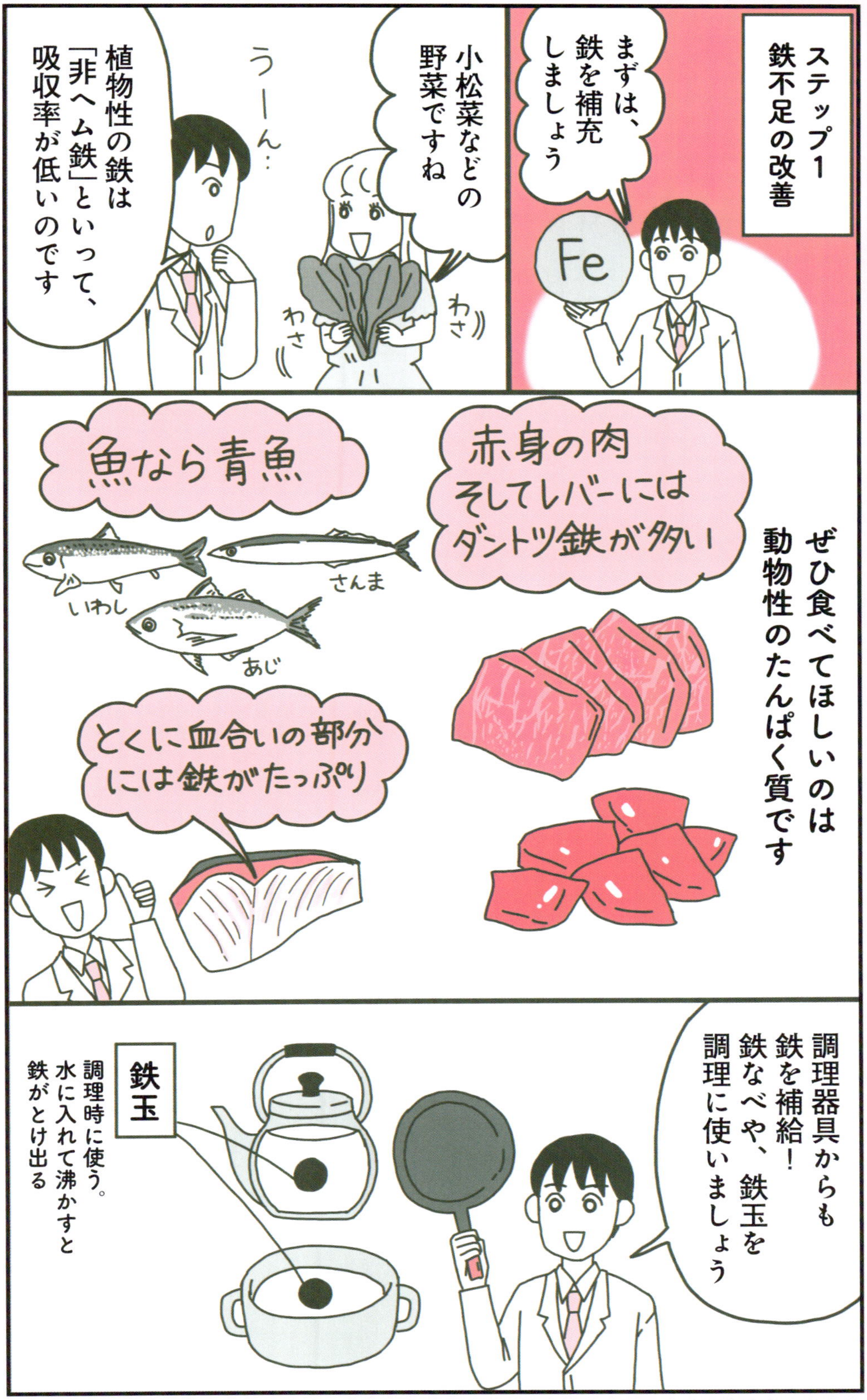
ステップ1 鉄不足の改善
まずは、鉄を補充しましょう
Fe
小松菜などの野菜ですね
わさ
わさ
うーん…
植物性の鉄は「非ヘム鉄」といって、吸収率が低いのです
ぜひ食べてほしいのは動物性のたんぱく質です
赤身の肉 そしてレバーにはダントツ鉄が多い
魚なら青魚
さんま
いわし
あじ
とくに血合いの部分には鉄がたっぷり
調理器具からも鉄を補給！ 鉄なべや、鉄玉を調理に使いましょう
鉄玉
調理時に使う。水に入れて沸かすと鉄がとけ出る

鉄の吸収を高めるために、酸味のある食品といっしょに食べましょう。
お酢やレモンや梅干しとか？
ゆずやトマトもいいですね
お酢
梅干し
保存料や加工食品に含まれるリン酸塩は鉄の吸収を阻害するので、極力避けましょう
ウインナー
カップ麺
ステップ2 炎症を改善する
次に重要なことは低糖質の食事にすることです
糖質（炭水化物）のとりすぎは、内臓脂肪や脂肪肝、腸内環境の悪化など炎症の原因になります
低糖質
やっぱり…
ジュースやお菓子の精製糖はとくに腸の悪玉菌のエサになります
うどんやパンなどの小麦粉は腸や体の炎症の原因となりやすいので避けてほしいです
やめてほしいもの
ポテトスナック
ですよねー
パスタ＆パン
ジュース＆お菓子

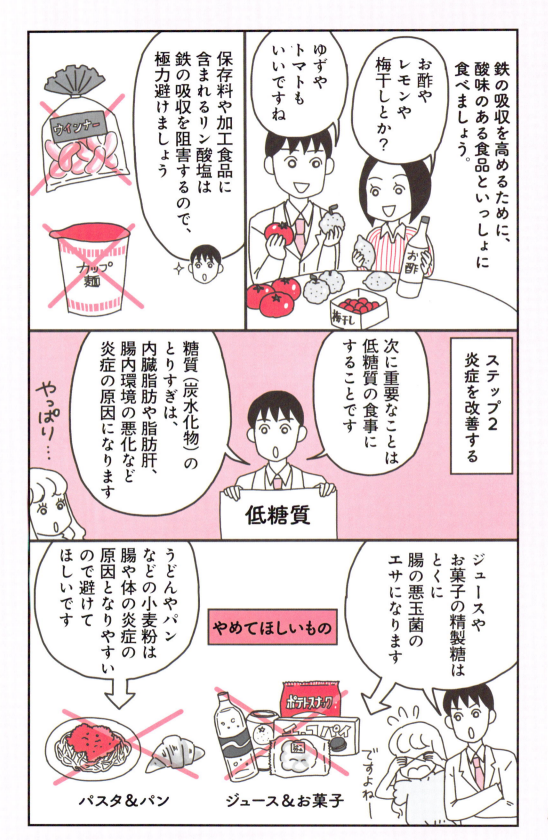

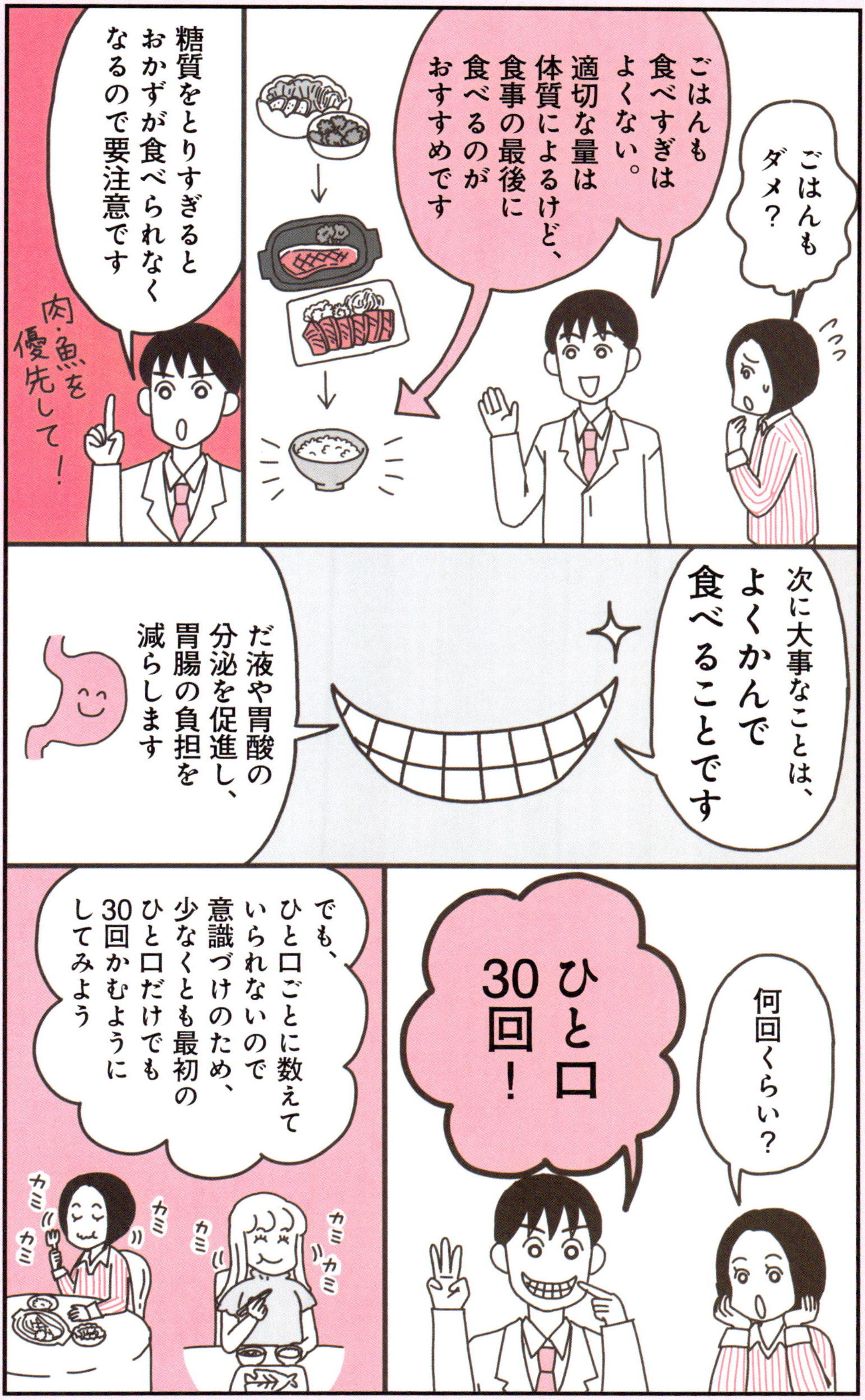
ごはんも
ダメ？
ごはんも
食べすぎは
よくない。
適切な量は
体質によるけど、
食事の最後に
食べるのが
おすすめです
糖質をとりすぎると
おかずが食べられなく
なるので要注意です
肉・魚を
優先して！
次に大事なことは、
よくかんで
食べることです
だ液や胃酸の
分泌を促進し、
胃腸の負担を
減らします
何回くらい？
ひと口
30回！
でも、
ひと口ごとに数えて
いられないので
意識づけのため、
少なくとも最初の
ひと口だけでも
30回かむように
してみよう
カミ
カミ
カミ
カミ
カミ
カミ
カミ

よくかんで食べよう！

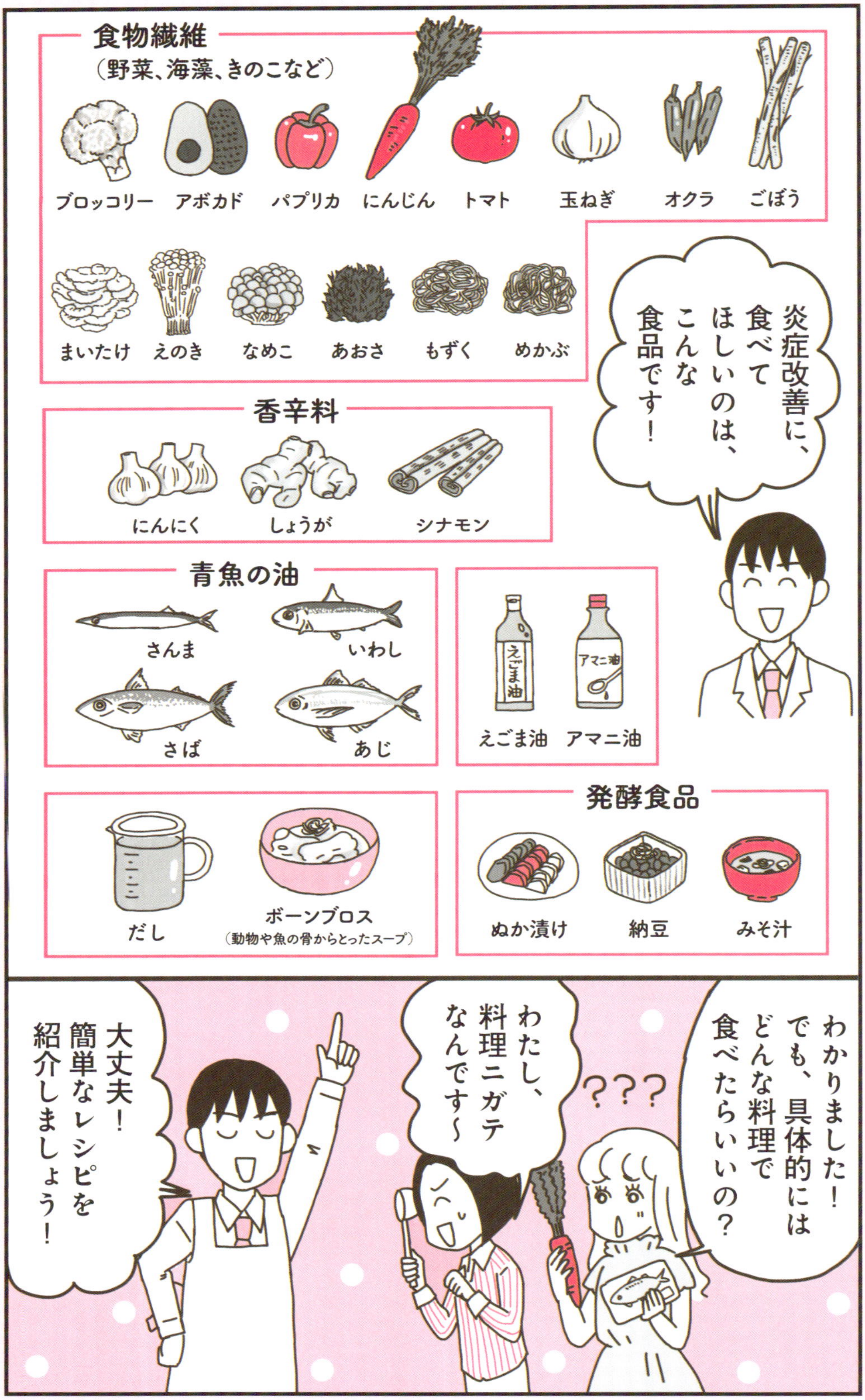
食物繊維
（野菜、海藻、きのこなど）
ブロッコリー
アボカド
パプリカ
にんじん
トマト
玉ねぎ
オクラ
ごぼう
まいたけ
えのき
なめこ
あおさ
もずく
めかぶ
香辛料
にんにく
しょうが
シナモン
青魚の油
さんま
いわし
さば
あじ
えごま油
アマニ油
だし
ボーンブロス
（動物や魚の骨からとったスープ）
発酵食品
ぬか漬け
納豆
みそ汁
炎症改善に、食べてほしいのは、こんな食品です！
わかりました！でも、具体的にはどんな料理で食べたらいいの？
???
わたし、料理ニガテなんです～
大丈夫！簡単なレシピを紹介しましょう！

テケ食＝鉄欠乏回復食を食べよう

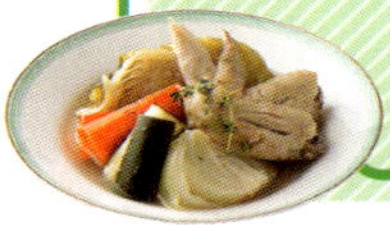
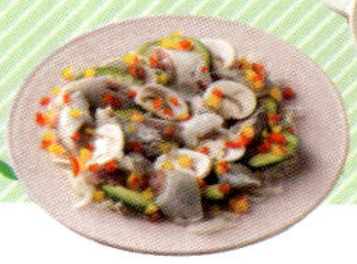
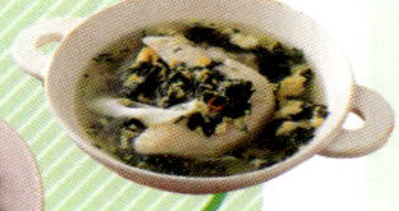

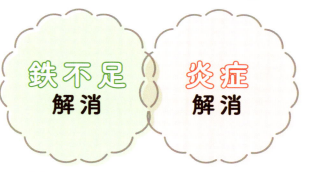

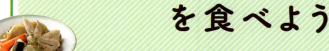

ルール **たんぱく質をしっかりとることがベース。そのうえで、鉄不足や炎症の対策を！**

鉄不足 解消　炎症 解消

高たんぱく・低糖質食

「テケジョなんだから鉄をとらなくちゃ」と思いがちですが、鉄をとるだけではなかなか改善しません。まずはたんぱく質をしっかりとりましょう。高たんぱくのおかずがたくさんある食事に切りかえながら、鉄不足や炎症の対策をしていくのが近道です。

鉄不足 解消

たんぱく質は毎食2種類以上、鉄吸収のよい調理方法も工夫

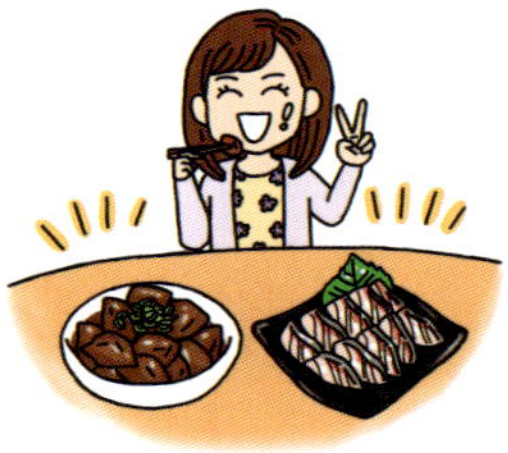

食べてほしいのは、肉や魚、卵などの動物性たんぱく質中心のおかずです。できれば毎食2種類以上。たとえば朝食ならゆで卵と納豆、昼食ならお刺し身と豚汁、夕食は鶏レバーのしょうが煮と牛肉のみそ汁というように。

鉄の吸収をよくするためのポイントは3つあります。

1 酸味のある食材をいっしょに

ビタミンCやクエン酸、酢酸などの酸味は、鉄の吸収率をアップします。レモン、酢、ゆず、すだちなどをいっしょに。

2 胃酸の分泌をよくする

鉄は胃酸がよく出ると吸収されやすい形になります。かむことは胃酸の分泌につながるので、しっかりかみましょう。食事中に水分をとりすぎて胃酸を薄めないように注意。

3 添加物は避けよう

インスタント食品や加工食品に含まれるリン酸塩には注意が必要。鉄などのミネラルと結合して腸からの吸収を低下させ、尿中への排泄をふやします。

炎症解消

よい油、食物繊維、発酵食品で鉄を吸収できる腸を作ろう

炎症は体の中の小さな火事のようなもの。そのせいで、腸から鉄を吸収しにくくなったり、体の必要な場所に鉄が運ばれにくくなったりします。改善のために食べてほしいのは、次の6種類の食品です。左の表も参考に。

1 抗炎症作用のある油

不足しがちなオメガ3系の油を意識してとり、過剰になりがちなオメガ6系の油（大豆油やコーン油などのサラダ油、市販のドレッシングなど）を減らしましょう。

2 食物繊維

食物繊維は2種類あります。水溶性食物繊維は、腸内細菌によって大腸の細胞のエネルギー源となる短鎖脂肪酸に変わります。短鎖脂肪酸は、腸内を弱酸性にして悪玉菌を抑え、善玉菌をふやし、肥満を抑える効果が期待できます。

不溶性食物繊維は、水分を吸収して便を増量し、腸の動きを改善して排便を促す効果があります。また、農薬や食品添加物、重金属、化学物質などの有害物を吸着し排泄する働きも。

3 発酵食品

発酵食品には、乳酸菌をはじめとする善玉菌が豊富に含まれています。腸内の腐敗物質の増加を抑制します。

4 オリゴ糖

腸内の善玉菌のエサとなり、短鎖脂肪酸の材料になるのがオリゴ糖。母乳に多く含まれるので、赤ちゃんの腸にビフィズス菌が多いといわれています。

5 抗酸化食品

私たちが日々さらされている活性酸素は、炎症の原因のひとつ。抗酸化力の高い食材をとることで、結果的に体内の炎症も抑えられるのです。

6 抗菌食材

カンジダなどの有害菌を減らすためには、口腔を含めた腸管の抗菌対策が必要です。おすすめはスパイスの一種であるクローブ。ペットボトルの飲み物にひとつ入れて持ち歩いたり、水にクローブを入れておき、朝に口をゆすいだりするのが奥平式。

炎症改善のカギはととのった腸内環境

腸内環境をととのえるにはSIBO（シーボ）の改善が必要です。SIBOとは、小腸に**細菌が異常増殖している状態**をいいます。栄養を吸収する小腸にたくさんの細菌がいると、細菌に大事な栄養素が奪われてしまいます。また、細菌が発生するガスで小腸が膨らんで伸ばされるため、小腸粘膜に傷がつき、粘膜の機能が低下します。そこから未消化物などの有害物質が血液中に入ったり、栄養素や薬などが吸収されなくなったりします。このような状態をリーキーガット（腸もれ）症候群といい、全身の炎症やアレルギーにつながります。予防や改善には、細菌のエサになる精製した砂糖をとらないことが大事です。

もうひとつ大事なことは「短鎖脂肪酸」をとることです。**短鎖脂肪酸は、腸内細菌が水溶性食物繊維やオリゴ糖を発酵させる際に作られるもので、腸内環境を健康に保つために**欠かせません。酸性の成分なので、短鎖脂肪酸ができると腸内環境が弱酸性になります。弱酸性の環境は、悪玉菌の出す酵素の活性を抑える理想的な環境です。発がん性物質である二次胆汁酸や、有害な腐敗産物ができにくくなり、腸内環境が健康に保たれるのです。

食べよう！ おすすめ食材・食品

① 抗炎症作用のある油			EPAを中心としたオメガ3系の油（魚油、えごま油、アマニ油など）
			良質なオリーブ油（成分：オレオカンタール）
② 食物繊維	水溶性食物繊維	野菜	玉ねぎ、オクラ、モロヘイヤ、ごぼう、春菊など
		海藻	わかめ、めかぶ、もずく、昆布、寒天など
		その他	アボカド、なめこ、納豆、梅干しなど
	不溶性食物繊維	野菜	モロヘイヤ、芽キャベツ、オクラ、ごぼう、ブロッコリーなど
		きのこ	エリンギ、えのきだけ、しめじ、マッシュルーム、まつたけ、しいたけ、まいたけ、干ししいたけ、きくらげ、なめこなど
		豆	いんげん豆、ひよこ豆、おから、大豆、きな粉、枝豆、納豆など
③ 発酵食品			納豆、みそ、ぬか漬け、かつお節、酢など
④ オリゴ糖	大豆／大豆製品		納豆、豆腐、きな粉、豆乳など
	野菜		玉ねぎ、ごぼう、キクイモ、アスパラガスなど
⑤ 抗酸化食材	緑黄色野菜		パプリカ、ブロッコリー、にんじん、トマト、小松菜など
	ビタミンC		レモン、赤・黄ピーマン／パプリカ、ブロッコリー、ゆず、カリフラワー、芽キャベツ、ゴーヤー、ケール、モロヘイヤなど
	ビタミンE		アーモンド、ヘーゼルナッツ、うなぎ、モロヘイヤ、アボカド、イクラ、あゆなど
	その他		鮭（アスタキサンチン）、ウコン（クルクミン）、玉ねぎ（ケルセチン）、緑茶（カテキン）、ごま（セサミン）、にんにく（アリシン）、いわし（コエンザイムQ10）など
⑥ 抗菌食材			にんにく、オレガノ、クローブ、シナモン、オリーブの葉、しそ、しょうが、ココナッツオイルなど

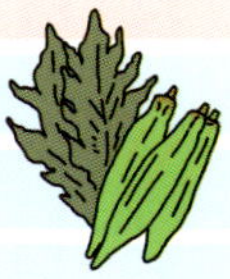

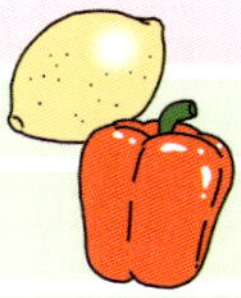

控えよう！ 避けたい食材・食品

① 質の悪い糖質や油

精製糖（市販のお菓子など含む）、果糖ブドウ糖液糖（ジュース・清涼飲料水など）、トランス脂肪酸（マーガリン・ショートニングなど）、オメガ6（大豆油やコーン油などのサラダ油、市販のドッレシングなど）

② アレルギーの原因となるもの

パンなどの小麦製品（グルテン）、牛乳などの乳製品（カゼイン）にアレルギーを示す人が増加。腸などの炎症の原因に。

③ 保存料などの食品添加物

殺菌作用のある保存料は腸の有用な菌も殺してしまい、腸内環境の悪化に。

④ 水銀を多く含む大型魚

まぐろ・かじきなどの大型魚は、寿命が長いことと、食物連鎖の上位にいることで、水銀濃度が高いため、食べすぎには注意。

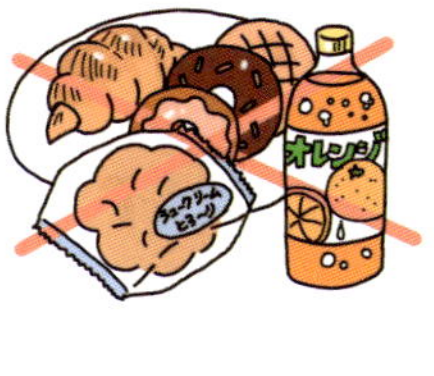

たんぱく質、ビタミンB群、鉄、亜鉛など、
ココロの健康に必要な栄養が豊富な牛肉と、
β-カロテン、ビタミンC、食物繊維などを
含む野菜、きのこをたっぷりとれるサラダです。

テケジョのための
栄養補給サラダ8

鉄をはじめ栄養に富む食材を蒸したり、煮たり、体によい調理法で食べるレシピのご紹介です。

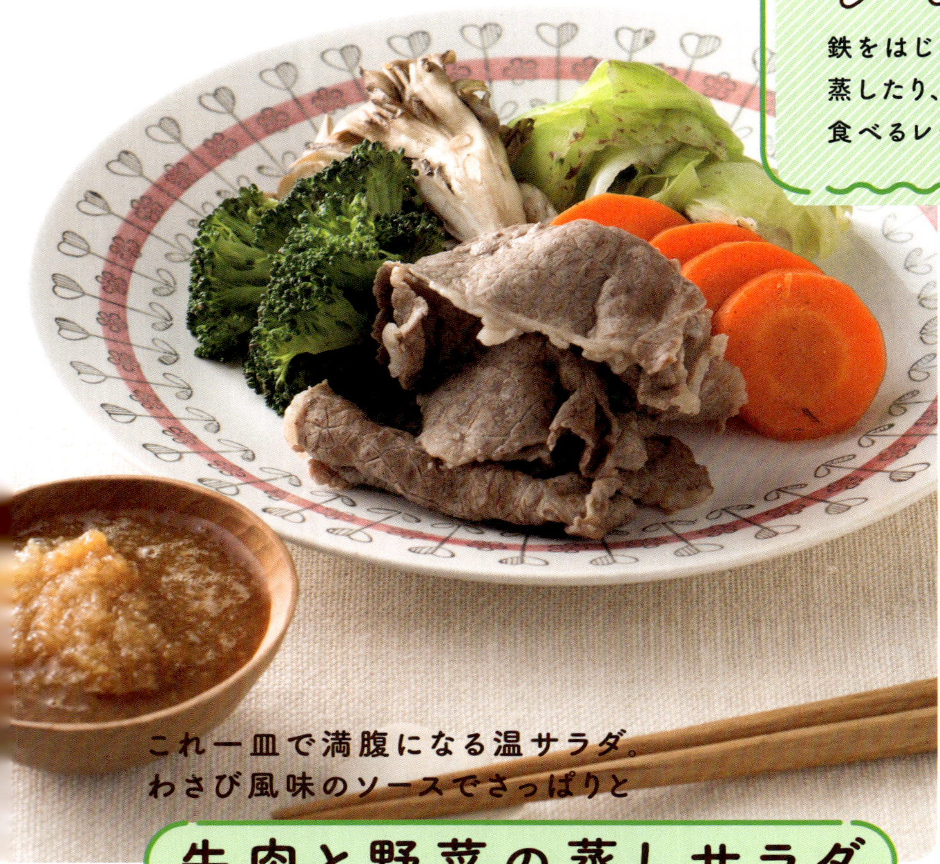

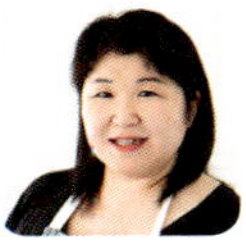

料理
大越郷子さん
（管理栄養士）

撮影／黒澤俊宏（主婦の友社）
スタイリング／坂上嘉代
協力／神谷裕子

point

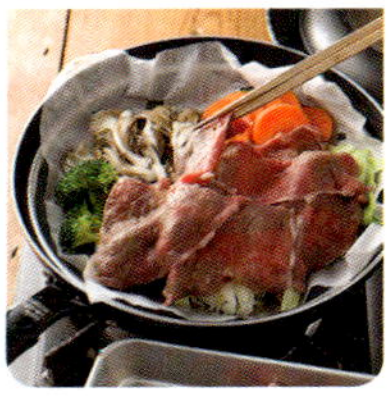

蒸し器がなくても、フライパンに湯を沸かし、クッキングシートを敷いて野菜を並べたざるまたは簡易蒸し器を入れてふたをすれば、蒸すことができる。

これ一皿で満腹になる温サラダ。
わさび風味のソースでさっぱりと

牛肉と野菜の蒸しサラダ

材料（2人分）

牛肉（しゃぶしゃぶ用）…200g
にんじん（5㎜厚さの輪切り）
…60g（長さ4cm分）
小房に分けたブロッコリー
…100g（約½個分）
まいたけ…ほぐしたもの1パック分
キャベツのざく切り…250g（約5枚分）
おろし大根…120g（約3cm分）
A しょうゆ…大さじ1.5
酢…大さじ1
みりん…小さじ2
わさび…小さじ½

作り方

1. 大きめのフライパンに水300～350㎖を入れて強火にかける。
2. 耐熱のざる（フライパンの底につかない足か支柱つきがよい）にクッキングシートを敷き、にんじん、ブロッコリー、まいたけ、キャベツを入れる。これを蒸気が十分に上がった1に入れ、ふたをして5分ほど蒸す。
3. ふたをあけて、野菜の上に牛肉を広げてのせ、さらに5分ほど蒸す。
4. にんじんに竹ぐしがスッと通るようになったら、器に3を盛り合わせ、おろし大根とAをまぜ合わせたたれを添える。

香味野菜をきかせたディップが美味。
手軽に作って毎日のサラダに活用を

豚肉と野菜の温サラダ 香味みそディップ添え

材料（2人分）

豚肉（しゃぶしゃぶ用）… 8枚

A
- みそ … 大さじ2
- 豆乳ヨーグルト … 大さじ1
- みりん … 小さじ2
- おろししょうが … 大さじ1

ねぎのみじん切り … 15g（3cm分）

みょうがのみじん切り … 1個分

オクラ … 4本（できればがくを削る）

4cm長さに切った小松菜 … 100g（2〜3本）

パプリカの細切り … 赤と黄を各1/4個分

※パプリカは手に入る色のもの1種類でもよい

作り方

1. 肉は1切れずつ手前から巻く。
2. 小さめのボウルにAを合わせ、ねぎとみょうがを加えてまぜる。
3. 大きめのフライパンに水300〜350mℓを入れて強火にかける。耐熱のざる（フライパンの底につかない足か支柱つきがよい）にクッキングシートを敷き、オクラ、小松菜、豚肉を盛り、蒸気が上がったフライパンに入れ、ふたをする。
4. 8分ほど蒸し、肉に火が通ったら、パプリカとともに器に盛り合わせ、2を添える。

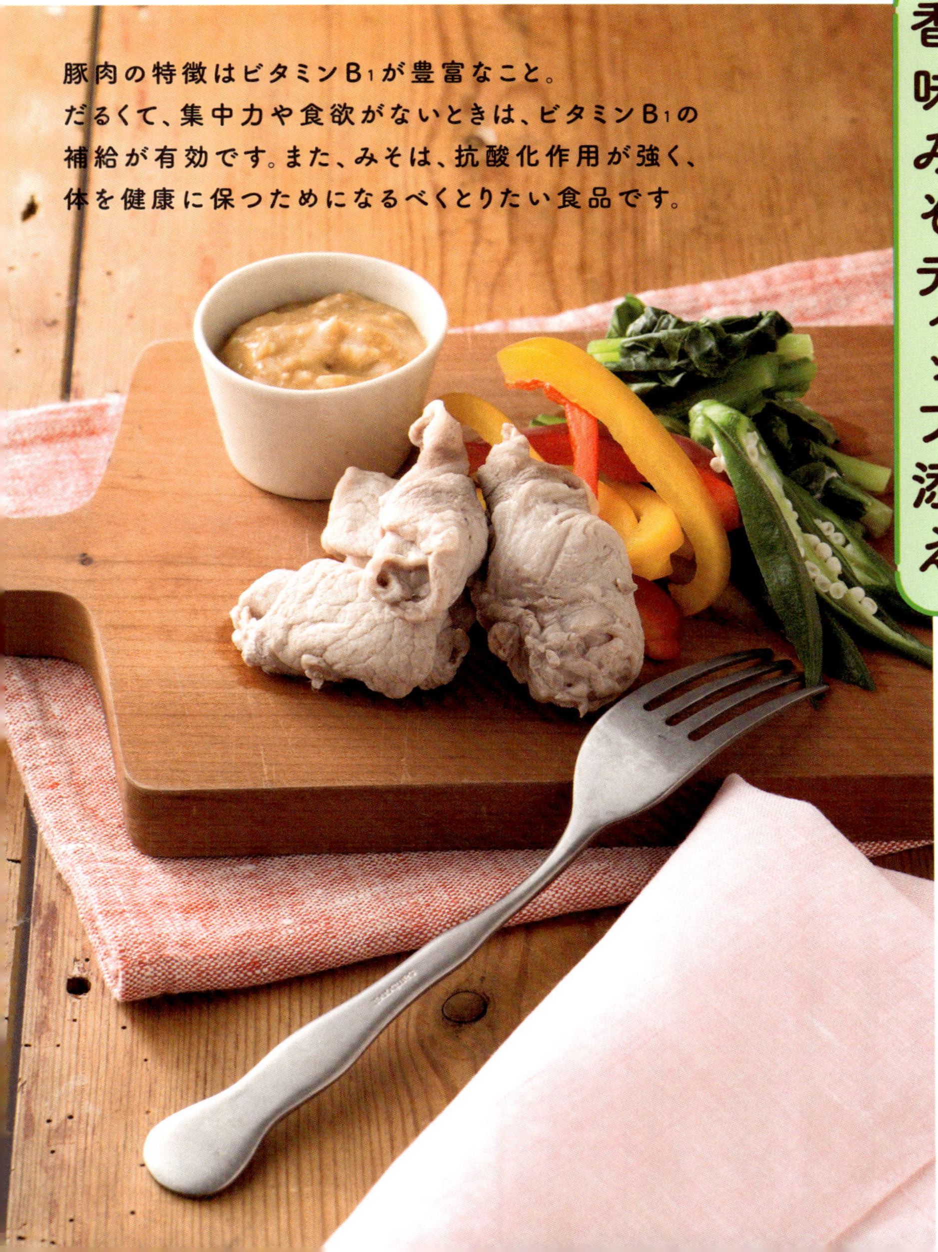

豚肉の特徴はビタミンB_1が豊富なこと。だるくて、集中力や食欲がないときは、ビタミンB_1の補給が有効です。また、みそは、抗酸化作用が強く、体を健康に保つためになるべくとりたい食品です。

point

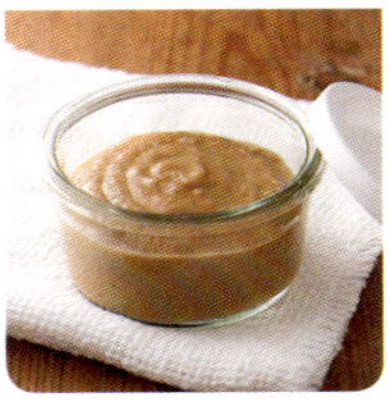

みそディップは幅広く使えるので、多めに作って冷蔵庫で保存しておくと便利。ただし、その場合は、傷みやすい香味野菜は加えずに保存を。食べるときに加えること。

レモンをきかせたドレッシングで
EPAとDHAを効率よくとれる

いわしとアボカドのカルパッチョ

いわしにはたんぱく質、ビタミンB群・D、鉄などが豊富ですが、
EPAとDHAをたっぷり含むのも魅力。
これらには「炎症を抑える」効果が期待できます。
加熱調理より生で食べるほうがおすすめです。

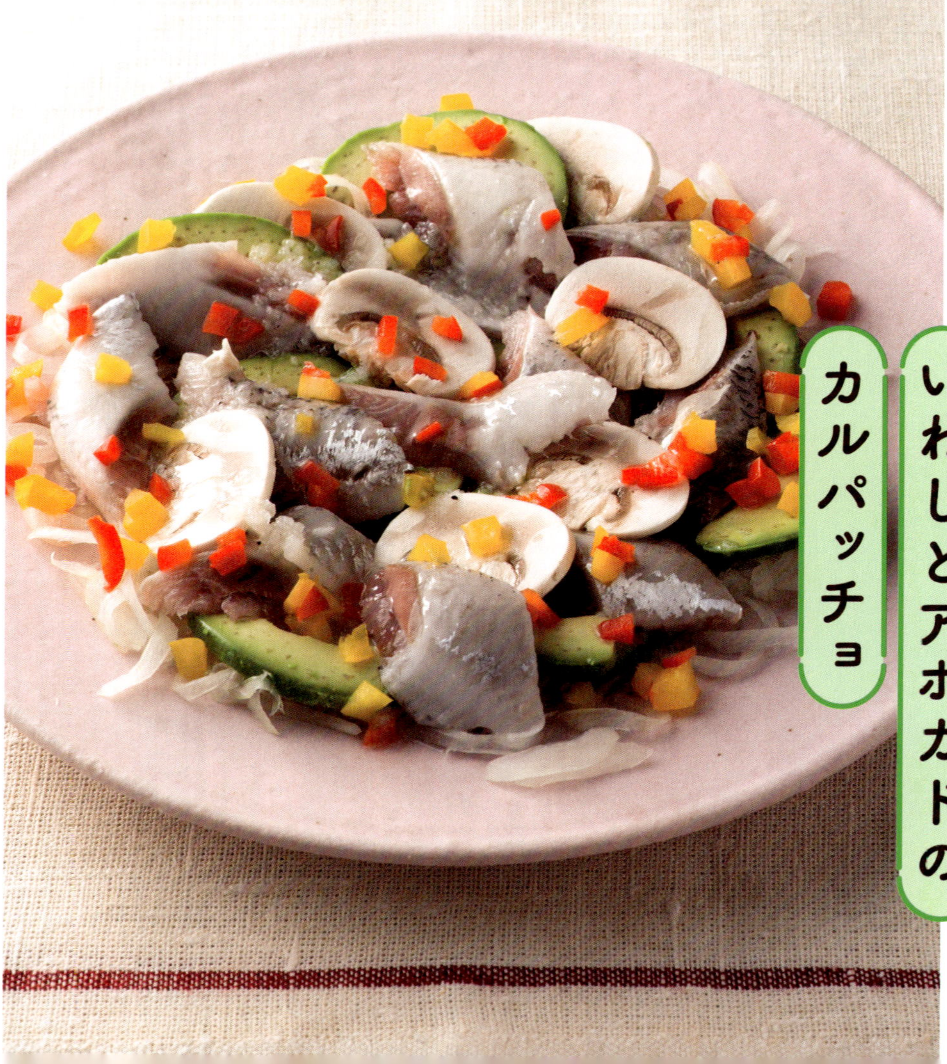

材料（2人分）

刺し身用のいわし … 4尾分
玉ねぎの薄切り … ½個分
アボカドの薄切り … 1個分
マッシュルームの薄切り … 2個分
パプリカ（赤・黄）のみじん切り … 各⅙個分
※パプリカは手に入る色のもの1種類でもよい

A
- ココナッツオイル、レモン汁 … 各大さじ1
- おろしにんにく … 小さじ1
- 塩、こしょう … 各少々

作り方

1. 玉ねぎは塩少々（分量外）を振ってもみ、水にさらす。
2. 玉ねぎの水けをきって皿に広げ、アボカド、マッシュルーム、いわし（大きければ一口大のそぎ切りにする）を盛り合わせ、上にパプリカを散らす。
3. Aをよくまぜて2にかけ、あえて食べる。

point

ココナッツオイルのほか、アマニ油、えごま油など、手に入るものでよい。体によい油は常備しておきたいもの。

納豆とごまの風味があじをおいしく包み、
とても食べやすい一品

あじのサラダ納豆&ごまのピリ辛だれあえ

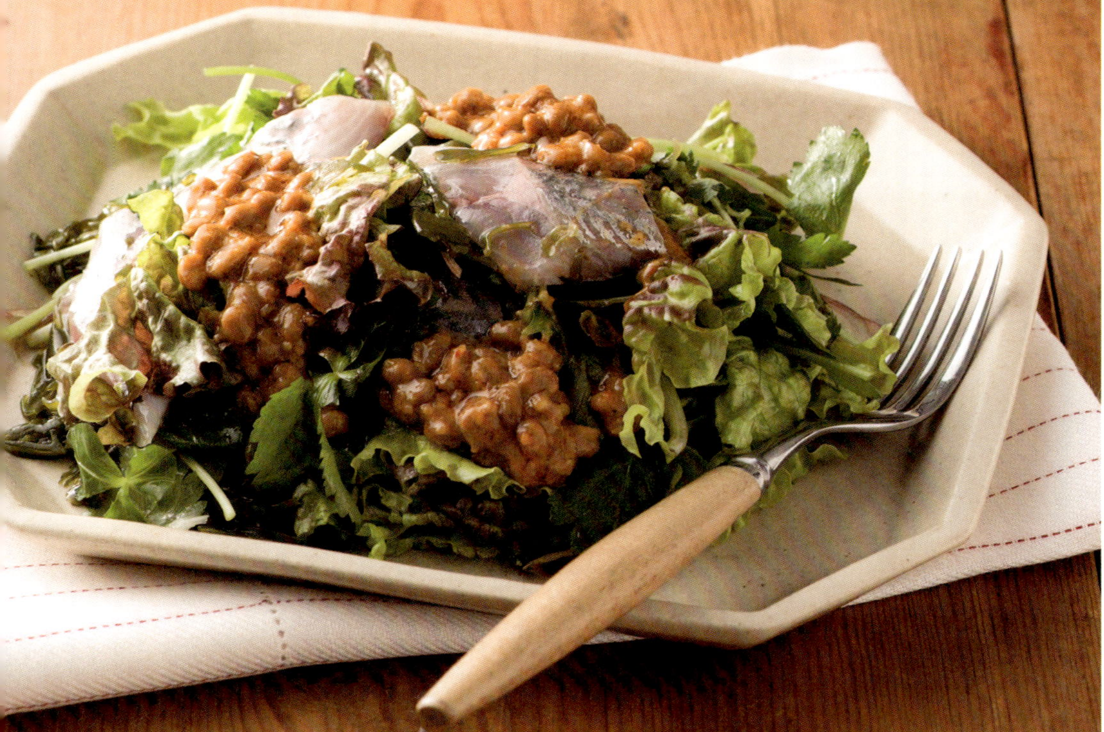

たんぱく質やビタミンB群・Dに富むあじに、
栄養成分の宝庫でもある納豆を組み合わせたサラダです。
とくに納豆1パック（50g）には牛赤身肉と同じくらいの鉄が含まれます。

材料（2人分）

刺し身用のあじ … 2尾分
納豆 … 1パック
A
- みそ … 大さじ1
- アマニ油、みりん … 各大さじ1
- 豆板醤 … 小さじ1/3
- すり白ごま … 小さじ2

サニーレタス … 2枚
3cm長さに切った三つ葉 … 1束分
めかぶ … 2パック

作り方

1. あじは大きければ一口大のそぎ切りにする。
2. ボウルに納豆とAを入れ、まぜ合わせる。
3. 器に食べやすい大きさにちぎったサニーレタス、三つ葉、めかぶ、あじを盛り合わせ、2をかけ、あえて食べる。

point

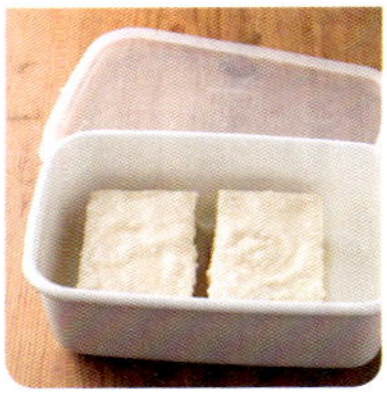

保存容器はいやなにおいがつかないほうろう製がおすすめ。塩麹はていねいになじませる。製品によって塩分量が異なるので、塗る量はかげんするとよい。

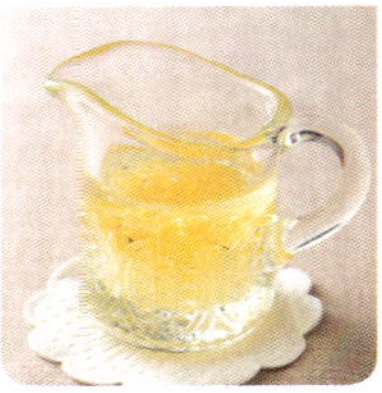

ゆずのしぼり汁にアマニ油を加え、黒こしょうで風味をつけたドレッシング。アマニ油は、生活習慣病の予防や美肌・ダイエット効果などで注目されるオメガ3に分類される油。酸化しやすいので、加熱しないで使う、ドレッシングに向いている。

木綿豆腐は、絹ごし豆腐より水けが少なく、栄養分が凝縮されるため、たんぱく質や鉄が多く含まれています。ゆずドレッシングをかけて、鉄の吸収をアップさせましょう。

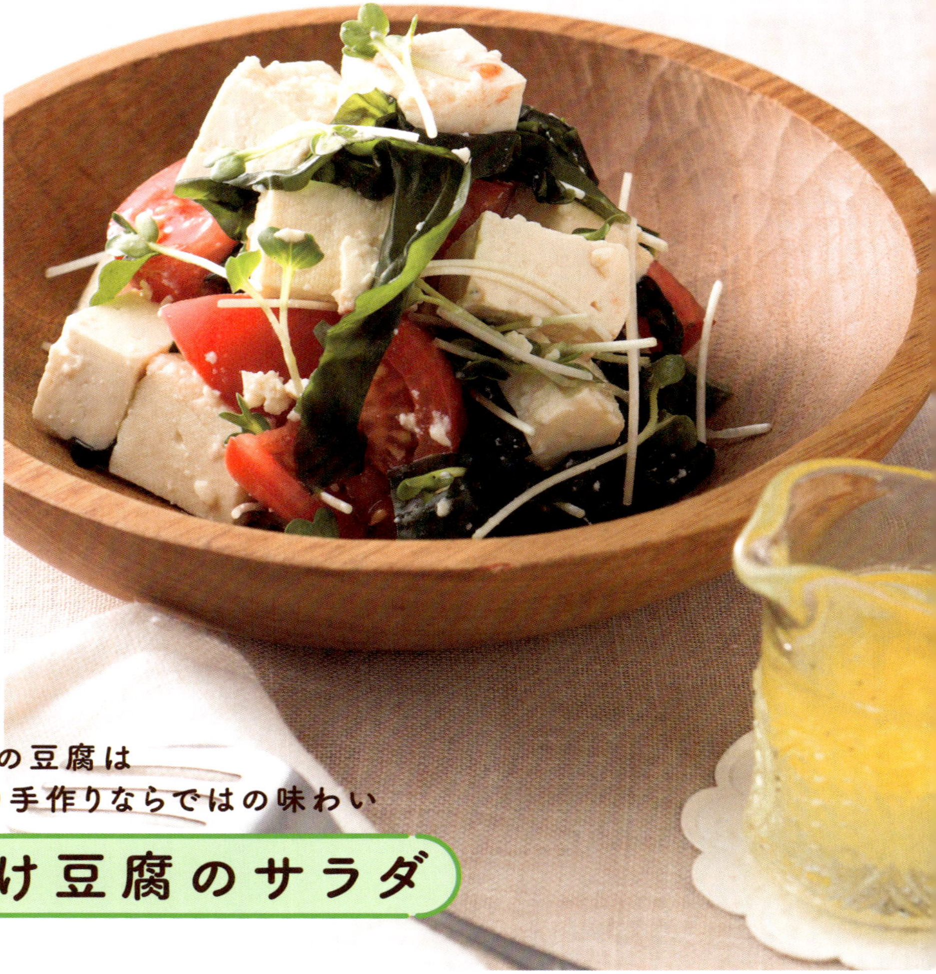

まろやかな塩味の豆腐は
チーズっぽくなり手作りならではの味わい

塩麹漬け豆腐のサラダ

材料（2人分）

木綿豆腐 … 1丁（300g）
塩麹 … 大さじ4～5
一口大に切ったトマト … 1個分
水でもどしたカットわかめ … 1袋（6g）分
根を切った貝割れ菜 … 15g（約1/3パック）
A ゆずのしぼり汁 … 大さじ1
　アマニ油 … 大さじ1
　黒こしょう … 少々
せん切りにしたゆずの皮 … 適量

作り方

1. 豆腐はキッチンペーパーで包んで皿にのせ、上にも平らな皿などをのせて30分おき、水けをきる。ペーパーをとって半分に切り、保存容器に入れる。塩麹を加え、全面になじませ、ふたをして冷蔵庫で一晩おく。
2. 1を一口大に切り分け、ボウルに入れる。トマト、水けをきったわかめ、長さを3等分した貝割れ菜を加えてあえ、器に盛る。
3. Aをまぜ合わせてゆずの皮を加えまぜ、かけて食べる。

熱々の野菜にとろりとしたソースで、
おなかにやさしい味わい

蒸し野菜の とろとろ卵ソースがけ

ビタミンCと食物繊維以外の栄養成分に富む卵と、
加熱しても壊れにくいビタミンCが豊富な野菜である
カリフラワーやパプリカを組み合わせました。
卵のたんぱく質に火が通りすぎないよう湯せんでソースに。

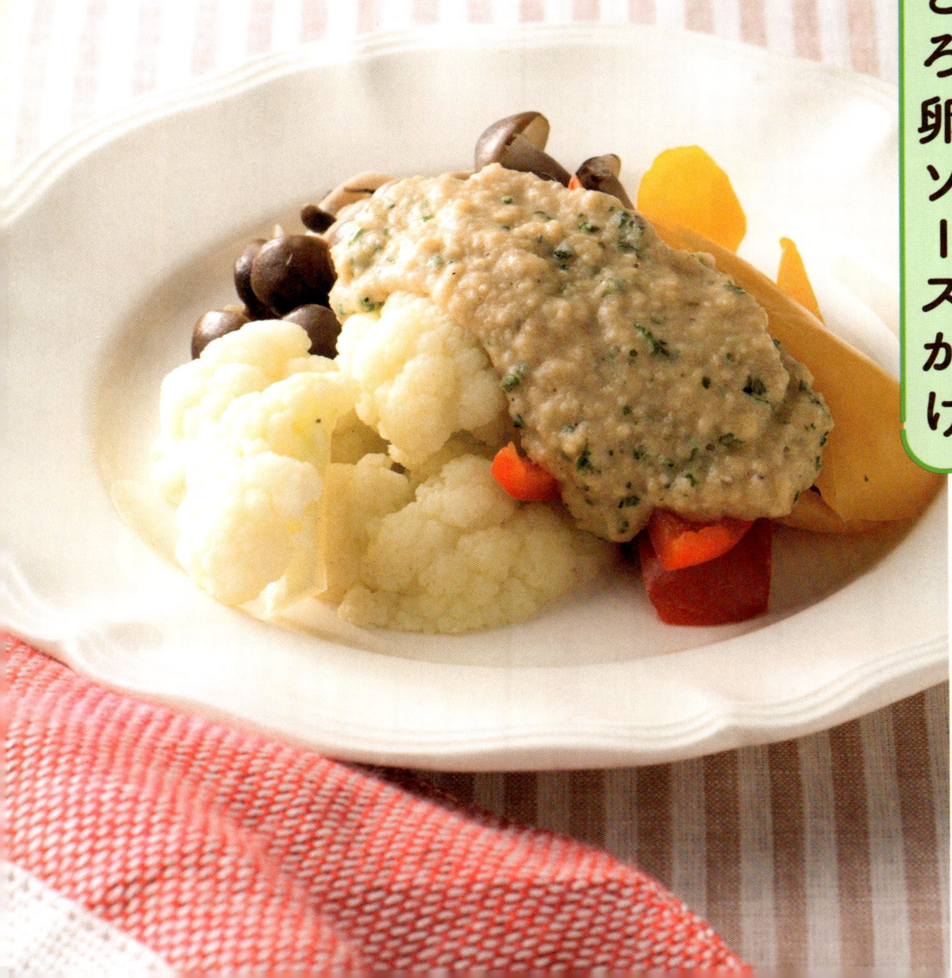

材料（2人分）

小房に分けたカリフラワー
…120g（約1/5個分）
小房に分けたしめじ…1パック分
一口大に切ったパプリカ（赤・黄）
…各1/3個分
※パプリカは手に入る色のもの1種類でもよい
とき卵…4個分
A
- 豆乳…大さじ1
- アマニ油…小さじ2
- 塩、こしょう…各少々
- おろしにんにく…小さじ1
- オレガノ…小さじ1/2

パセリのみじん切り…少々

作り方

1. 大きめのフライパンに水300～350mℓを入れて強火にかける。
2. 耐熱のざる（フライパンの底につかない支柱つきがよい）にクッキングシートを敷き、カリフラワー、しめじ、パプリカを入れる。これを蒸気が十分に上がった1に入れ、ふたをして8分ほど蒸し、器に盛る。
3. 耐熱ボウルの底の部分だけが入る大きさのなべに湯を沸かす。耐熱ボウルにとき卵とAを入れてまぜ、底部分だけを湯につけ、へらで絶えずまぜ続ける（火かげんはごく弱火）。とろとろになってきたら、パセリを加えまぜ、2にかける。

point

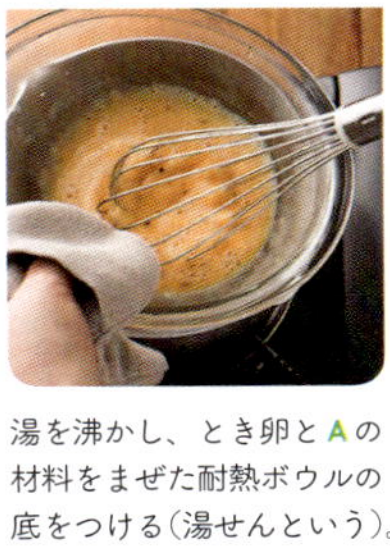

湯を沸かし、とき卵とAの材料をまぜた耐熱ボウルの底をつける（湯せんという）。泡立て器でまぜながらとろりとするまで火を通す。

豚レバー特有のくさみがカレーで まったく気にならずに食べられる

豚レバーとパプリカのカレーマリネ

材料（2人分）

豚レバー … 160g
オリーブ油 … 大さじ1
にんにくのみじん切り … 1かけ分
セロリの薄切り … ½本分
パプリカ（赤・黄）の細切り … 各¼個分
※パプリカは手に入る色のもの1種類でもよい
ピーマンの細切り … 2個分
カレー粉 … 小さじ2
玉ねぎのすりおろし … ½個分
トマトのすりおろし … 1個分
塩、こしょう … 各少々

作り方

1. レバーはよく洗って薄く切り、酢水（point参照）に30分つけてくさみをとる。洗って水けをふきとる。
2. フライパンにオリーブ油とにんにくを入れて弱火にかける。香りが立ったら中火にし、セロリとパプリカ、ピーマンを加えていためる。
3. 野菜がしんなりしたらカレー粉の半量を振りまぜる。粉っぽさがなくなったら、玉ねぎとトマトを加えまぜ、8分ほど煮る。
4. 1の表面に塩、こしょう、残りのカレー粉を薄くまぶし、3に加えて5分ほど煮て、中まで火を通す。保存したい場合は、完全に冷めてから容器（ホーロー容器がおすすめ）に入れ、冷蔵庫で保存する。

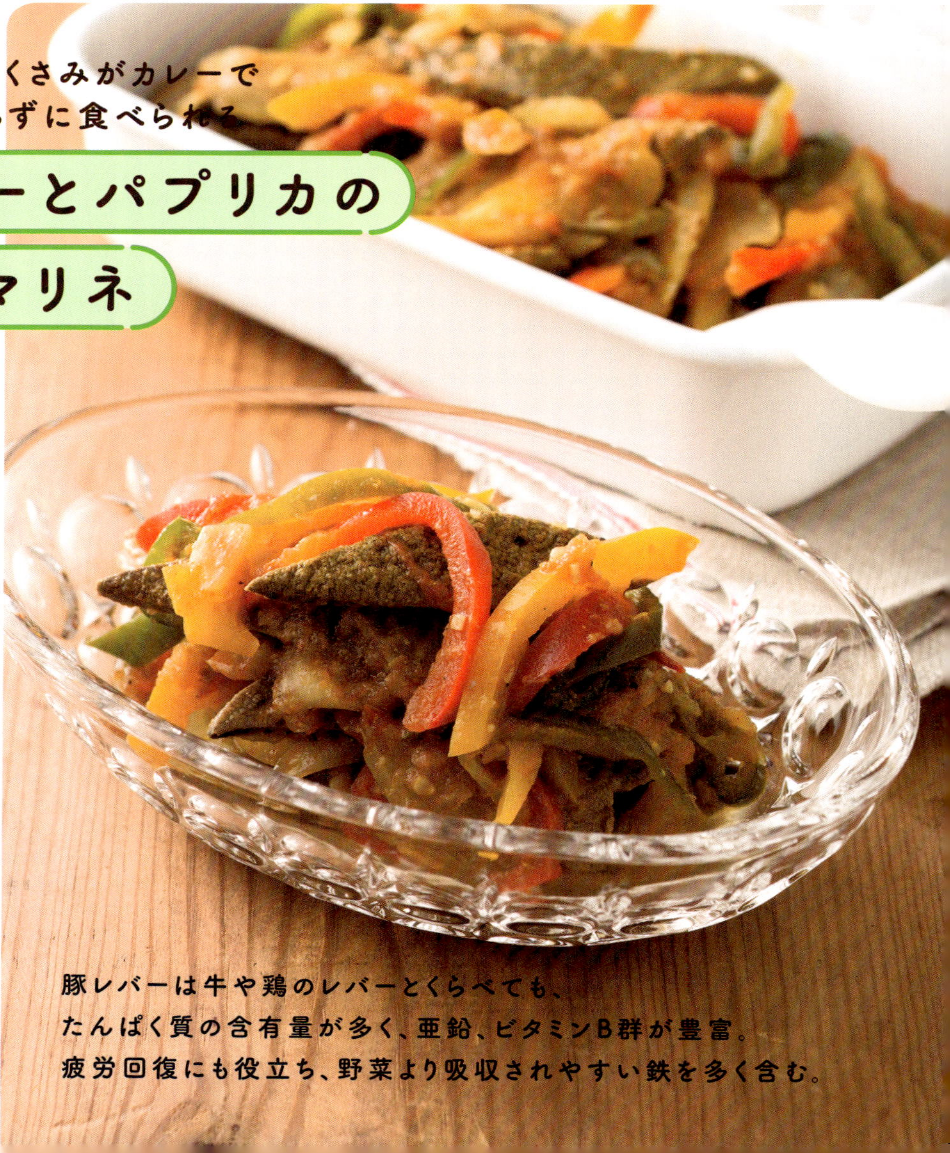

豚レバーは牛や鶏のレバーとくらべても、たんぱく質の含有量が多く、亜鉛、ビタミンB群が豊富。疲労回復にも役立ち、野菜より吸収されやすい鉄を多く含む。

point

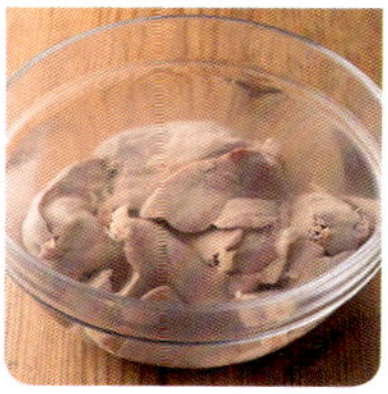

レバーは薄切りにしてから水でよく洗い、酢水につける。酢水は水2カップに酢小さじ1を加えて作る。

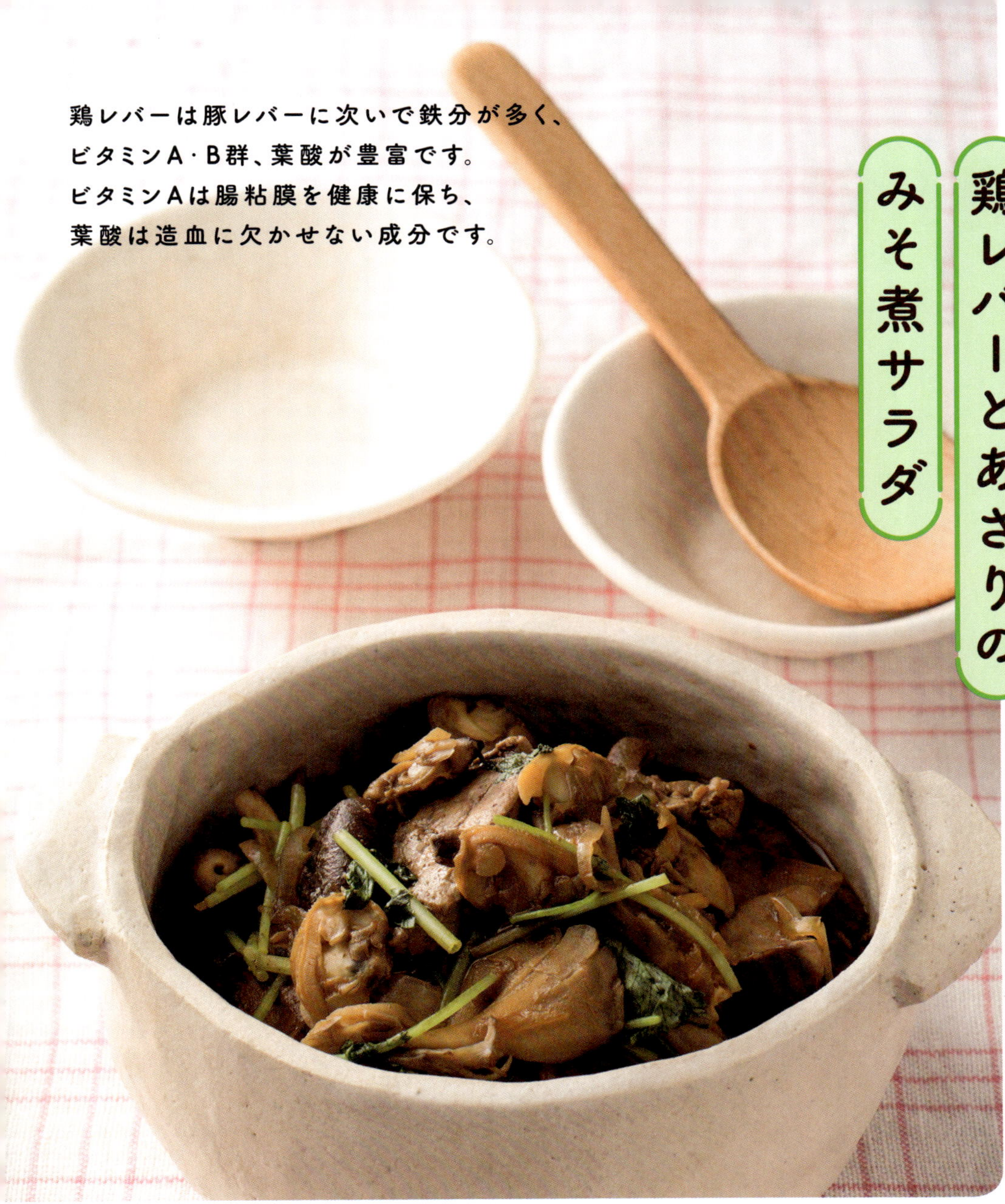

みその風味があさりのうまみでアップ！
鉄をおいしく補給

鶏レバーとあさりの みそ煮サラダ

鶏レバーは豚レバーに次いで鉄分が多く、ビタミンA・B群、葉酸が豊富です。ビタミンAは腸粘膜を健康に保ち、葉酸は造血に欠かせない成分です。

材料（2人分）

下処理ずみの鶏レバー … 140g

A
- だし … 300mℓ
- 酒、みりん … 各大さじ1
- しょうゆ … 小さじ2

しょうがの薄切り … 15g（1かけ分）
玉ねぎの薄切り … ½個分
4等分したしいたけ … 4個分
ほぐしたまいたけ … ½パック分
あさりのむき身 … 120g
赤みそ … 大さじ1.5
3cm長さに切った三つ葉 … ½束分

作り方

1. 鶏レバーはよく洗い、酢水（分量外、p.76参照）に30分ほどつけてくさみをとる。洗って水けをふきとり、食べやすく切る。
2. フライパンにAとしょうが、玉ねぎ、しいたけ、まいたけを入れ、強火にかける。
3. 沸騰したら中火にして、あさりを加え、5分ほど煮る。
4. 鶏レバーも加え、みそをとき入れて、さらに5分ほど煮込む。中まで火が通ったら三つ葉を加え、まぜて仕上げる。

腸の炎症を抑える

スープ＆煮物5

腸の炎症を防ぐのに有効なボーンブロスや発酵食品を使ったスープや煮物をご紹介。

手羽先を煮込むと腸粘膜を強化するグルタミンやゼラチンがとけ出すので、汁ごと食べるのが正解。
ビタミンA・C・Eたっぷりのモロヘイヤと、食物繊維の豊富なきくらげを加えて、栄養バランスのよい一品です。

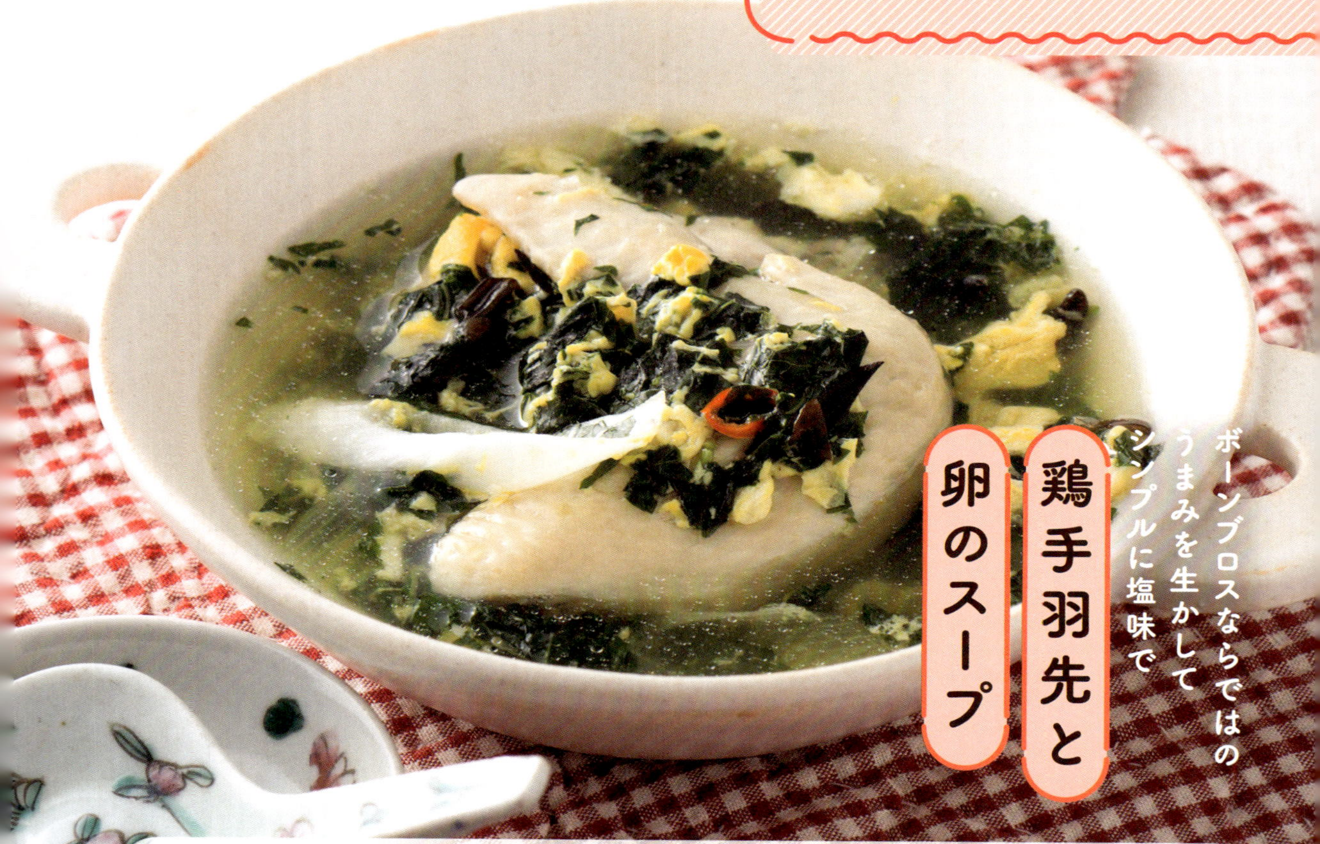

ボーンブロスならではのうまみを生かしてシンプルに塩味で

鶏手羽先と卵のスープ

材料（2人分）

- 鶏のボーンブロスと鶏手羽肉（左ページ参照）…2人分
- きくらげ（乾燥、黒色のもの）…6g
- モロヘイヤ…40g（約5本分）
- 赤とうがらしの輪切り（種は除く）…½本分
- 斜め切りにしたねぎ…⅓本分
- 塩、こしょう…各少々
- とき卵…2個分

作り方

1. きくらげは水に入れ、ラップで表面をおおい、もどす（約20分）。水けをきって石づきを切り、せん切りにする。モロヘイヤは葉をつみとってさっとゆで、水にとる。水けをしぼってこまかく刻む（粘りが出る）。
2. なべにボーンブロスと手羽肉を入れて強火にかけ、煮立ったら中火にして、赤とうがらし、きくらげ、ねぎを加えて3分ほど煮る。
3. モロヘイヤを加え、塩、こしょうで味をととのえる。
4. 火を強めて煮立ったら、卵を少しずつ回し入れて、すぐに火を止め、器に盛る。

煮込むだけでOK!

鶏手羽先のボーンブロスの作り方

1

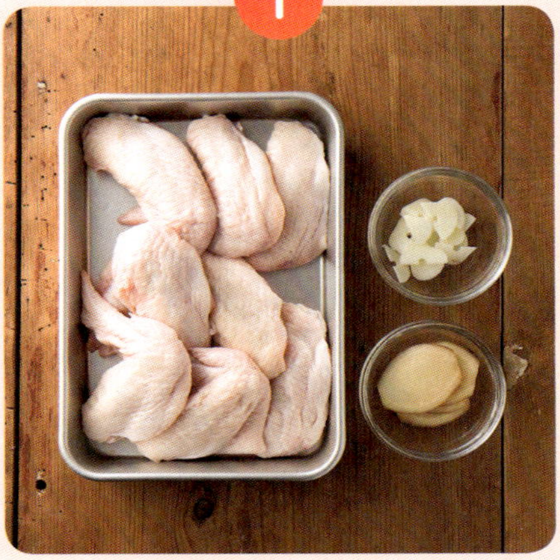

材料（4人分）をそろえる

鶏手羽先8本は骨に沿って包丁の刃先で切り込みを入れる。にんにく2かけとしょうが20g（大1かけ）は薄切りにする。

2

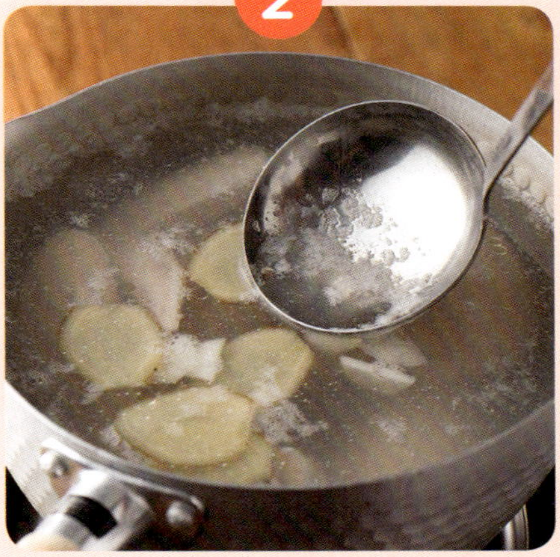

煮立ったら火を弱めてアクをとる

なべに水1200mℓと材料を入れ、強火にかける。沸騰したら中火に弱め、アクをすくいとる。30分ほど煮込む。

3

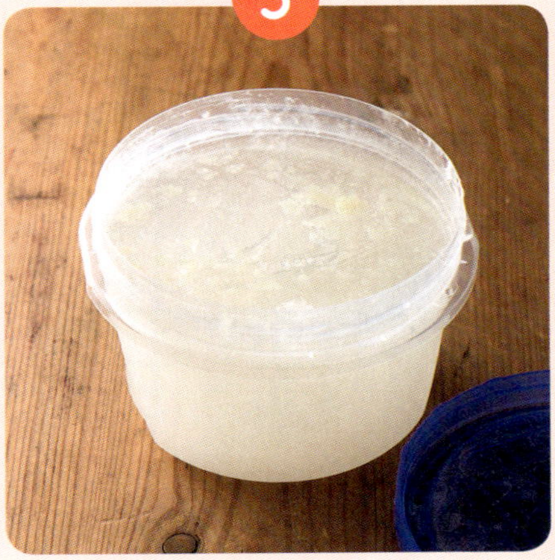

すぐ使わない場合は冷蔵または冷凍で保存する

完全に冷めたら清潔な保存容器にこし入れ、冷蔵庫または冷凍庫で保存する。手羽肉は別の保存容器に入れて冷蔵または冷凍すると使いやすい。冷蔵の場合は3～4日以内、冷凍なら1か月以内が目安。

鉄製のなべで鉄の補給を

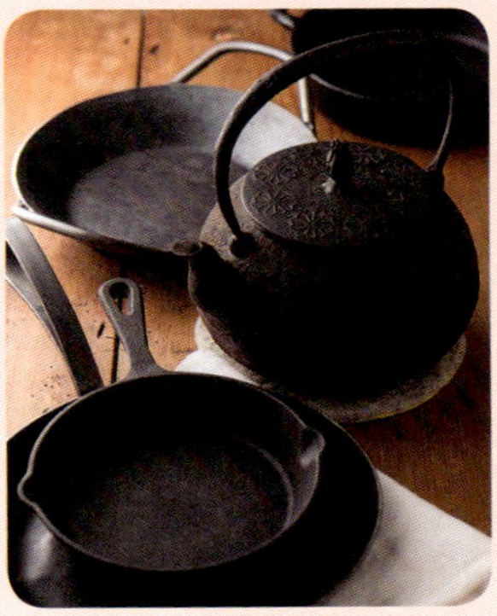

鉄なべで調理すると、わずかながらヘム鉄という吸収されやすい鉄がとけ出します。本書のレシピでも鉄なべで煮たり、蒸したりと大活躍です。酢やトマトなど酸味のあるものと長く煮込むほど、鉄がより多くとけ出します。

ボーンブロスと、食物繊維の多い野菜類がたっぷり入った、
腸の炎症を抑えるのに有効なスープです。
にんにくやクローブなどの抗菌食材は
腸内のカンジダなどの有害菌対策に。

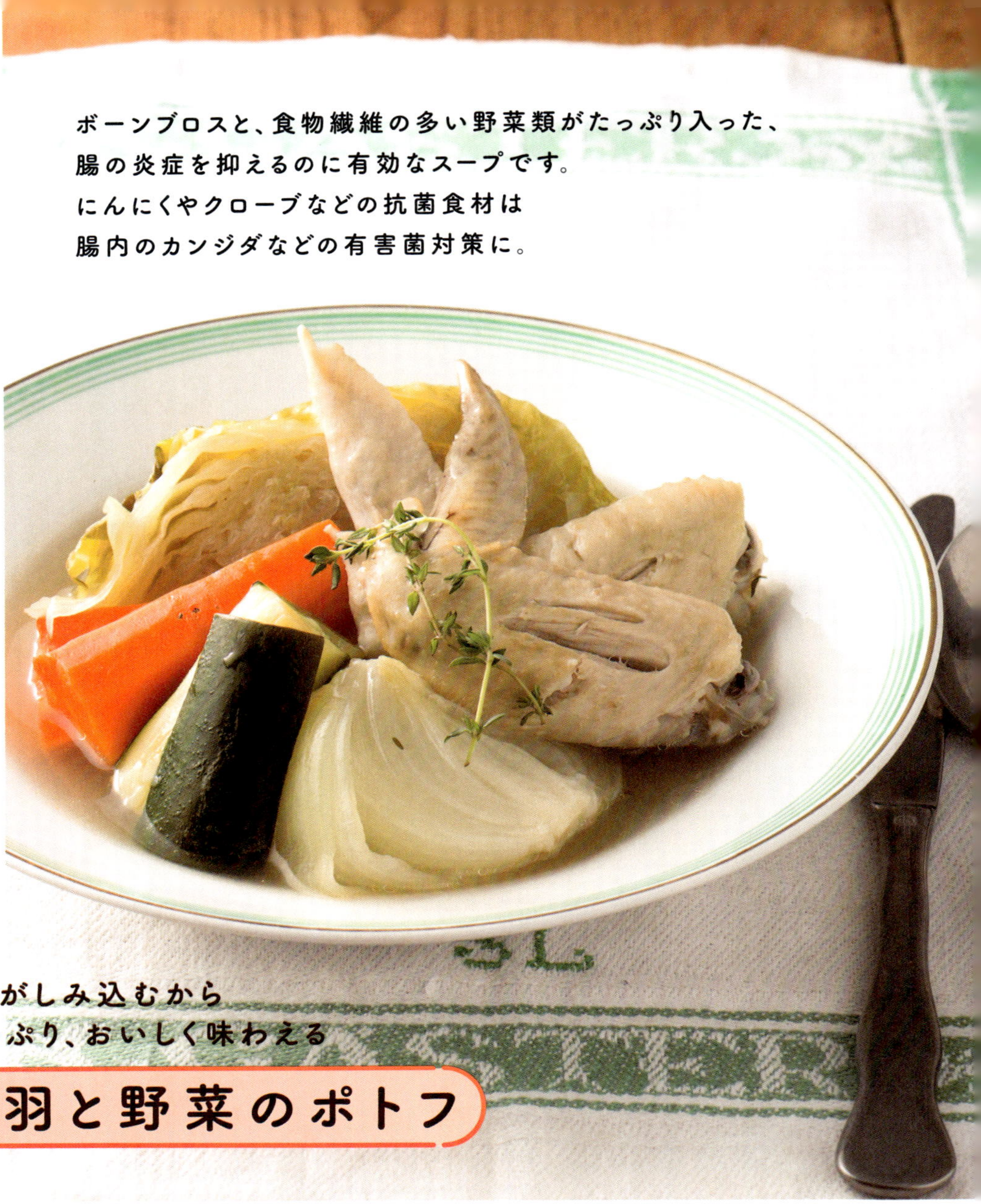

鶏のうまみがしみ込むから
野菜をたっぷり、おいしく味わえる

鶏手羽と野菜のポトフ

材料（2人分）

鶏のボーンブロスと手羽肉（p.79参照）
…2人分
玉ねぎ…1個
クローブ…2個
にんにく…1かけ
キャベツのくし形切り
…400g（約$\frac{1}{4}$個分）
縦半分に切ったにんじん…$\frac{2}{3}$本分
縦4等分に切ったズッキーニ…$\frac{1}{2}$本分
タイム…少々
塩、こしょう…各少々

作り方

1. 玉ねぎは縦半分に切って、香りづけにクローブを刺す（食べるときに除く）。にんにくは縦半分に切って、中心の芽を除く（くさみのもとになる）。
2. なべにボーンブロスと1、キャベツ、にんじん、ズッキーニ、タイムを入れ、落としぶたをして20分煮込む。落としぶたがなければ、クッキングシート（中央に小さな穴をあける）をのせればよい。
3. 手羽肉を加え、あたたまるまでさらに5分ほど煮て、塩、こしょうで味をととのえる。

スペアリブ入りおでん

スペアリブから出るだしと野菜のうまみが相まって美味

スペアリブを煮込めばボーンブロスがとれ、
これに干ししいたけのもどし汁を加えて、
野菜やこぶを煮込み、おでんにしたのがこのレシピです。
腸の炎症を抑えて、ココロと体を元気にしてくれます。

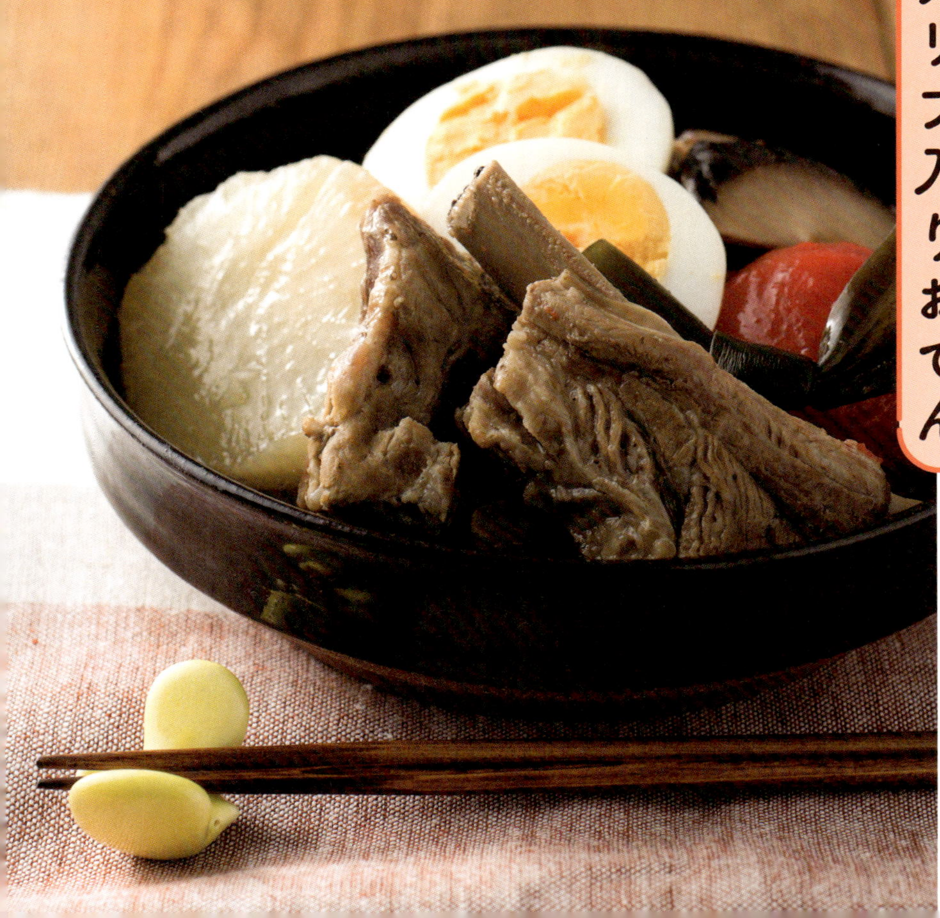

材料（2人分）

豚スペアリブ…4本
干ししいたけ…4個
A
- 酒…大さじ2
- 薄口しょうゆ…大さじ1
- 塩…小さじ½

大根…400g（約10cm）
トマト…小2個
結び昆布…2個
4cm長さに切ったセロリ…½本分
ゆで卵…2個

作り方

1. 干ししいたけはボウルに入れてぬるま湯（または水）400mℓを注ぎ、皿をのせて重しにし、もどす。やわらかくなったらとり出し、包丁をねかせて半分に切る。もどし汁はとっておく。
2. なべにスペアリブとたっぷりの水を入れて強火にかけ、沸騰したら火を弱めてアクを除き、ざるに上げる。
3. 大根は長さを4等分してたっぷりの水となべに入れ、強火にかける。沸騰したら少し火を弱め、15分ほど下ゆでする。この煮汁にへたをとったトマトをひたし、表面にしわが寄ったらとり出し、薄皮をむく。
4. なべに2としいたけ、もどし汁、さらにたっぷりの水を加え、Aと大根、昆布、セロリを加えて強火にかける。沸騰したら弱めの中火にしてアクをとり、30分ほど煮込む。最後に3のトマト、ゆで卵を加え、3分ほど煮る。

point

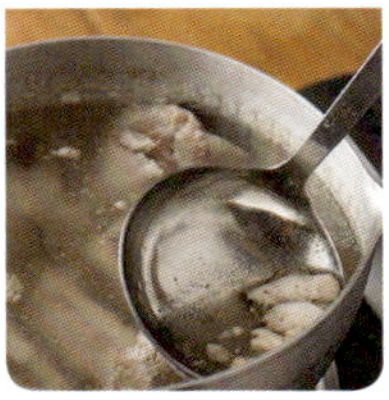

スペアリブはアクが強いので、下ゆでしてアクをとってから、新たに煮始める。

牛肉や野菜から出るうまみがとけ合い、
滋養あふれるごちそうみそ汁に

牛肉と野菜たっぷりの みそ汁

**鉄や亜鉛をたっぷり含む牛肉に
同じく鉄に富む春菊や、
薬膳で血を補う野菜のにんじんを組み合わせます。
血行を促すしょうが、ねぎも加えて、体があたたまります。**

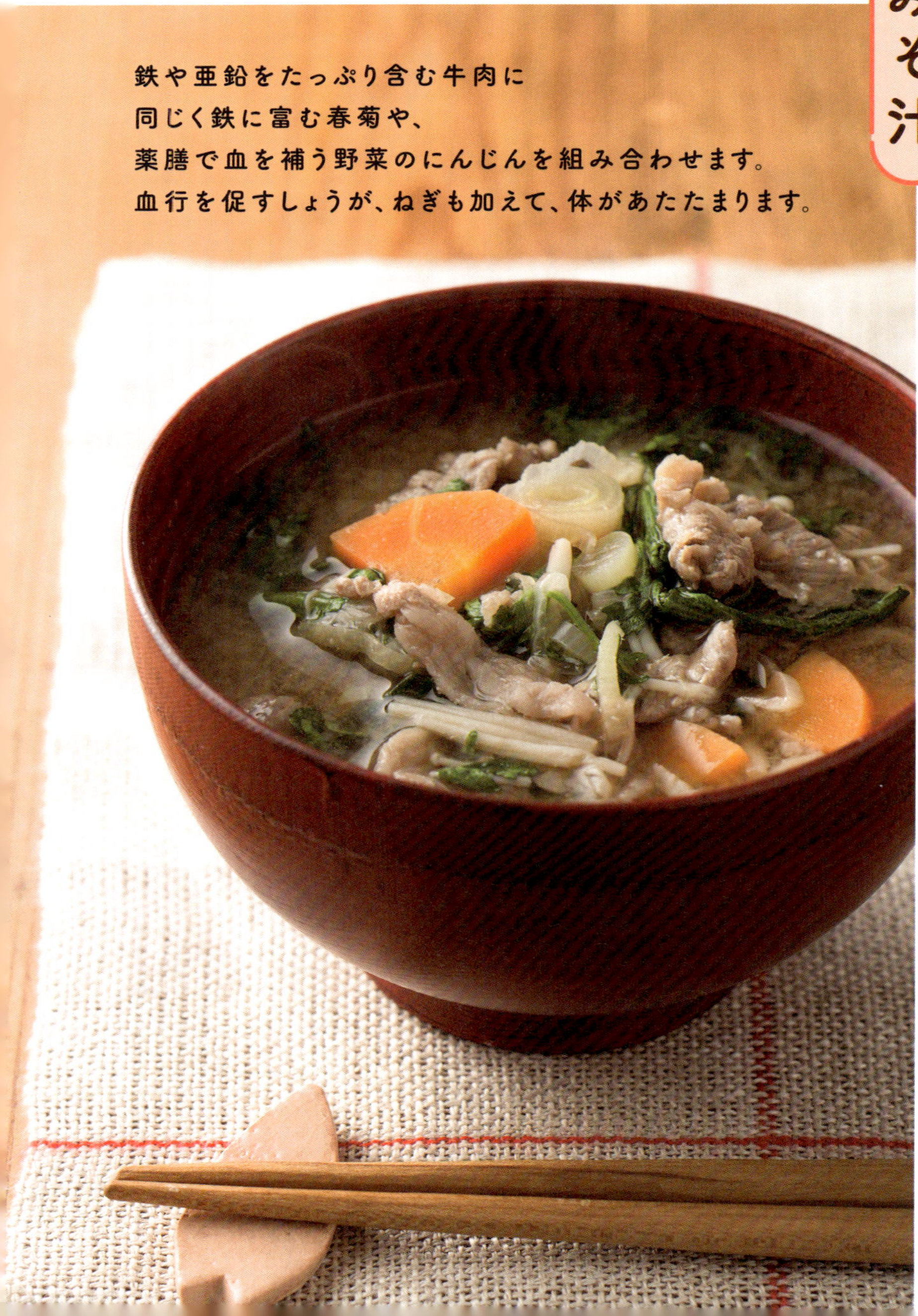

材料（2人分）

牛こまぎれ肉 … 120g
えのきだけ … 50g（小1/3袋）
A ｛ だし … 400mℓ
　　酒 … 大さじ1
　　しょうゆ … 小さじ2
しょうがのせん切り … 10g（小1かけ分）
にんじんの半月切り … 50g（長さ5cm分）
ねぎの薄い小口切り … 1/3本分
3cm長さに切った春菊 … 40g（約2本）
みそ … 大さじ1.5

作り方

1. 牛肉は一口大に切る。えのきは根元を切り落とし、長さを2等分する。
2. なべにAとしょうが、にんじんを入れて強火にかける。煮立ったら中火にして、ねぎとえのきを加え、5分ほど煮る。
3. 牛肉と春菊を加え、5分ほど煮てアクをとり、みそをとき入れ、すぐに火を止める。

point

だしは「水だし」なら手間なし！

材料表の「だし」は、作りおきできるのをご存じ？ 麦茶ポットなどガラス製の保存容器に水1ℓと昆布10cm、削り節10g（大2パック分）、保存性を高めるための塩ひとつまみを入れてふたをし、冷蔵庫で一晩おけば、おいしいだしの完成です。市販品は高価だし、塩分をはじめ添加物が多いので、手作りをおすすめします。3日以内に使いきりましょう。

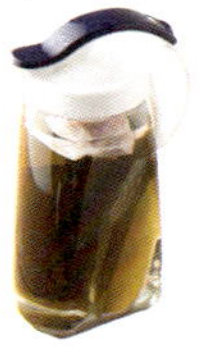

鉄、亜鉛などのミネラル分がバランスよく
含まれているのがラムの特徴。
水溶性食物繊維とオリゴ糖が豊富な玉ねぎやごぼうは
炎症を抑える短鎖脂肪酸の材料に。

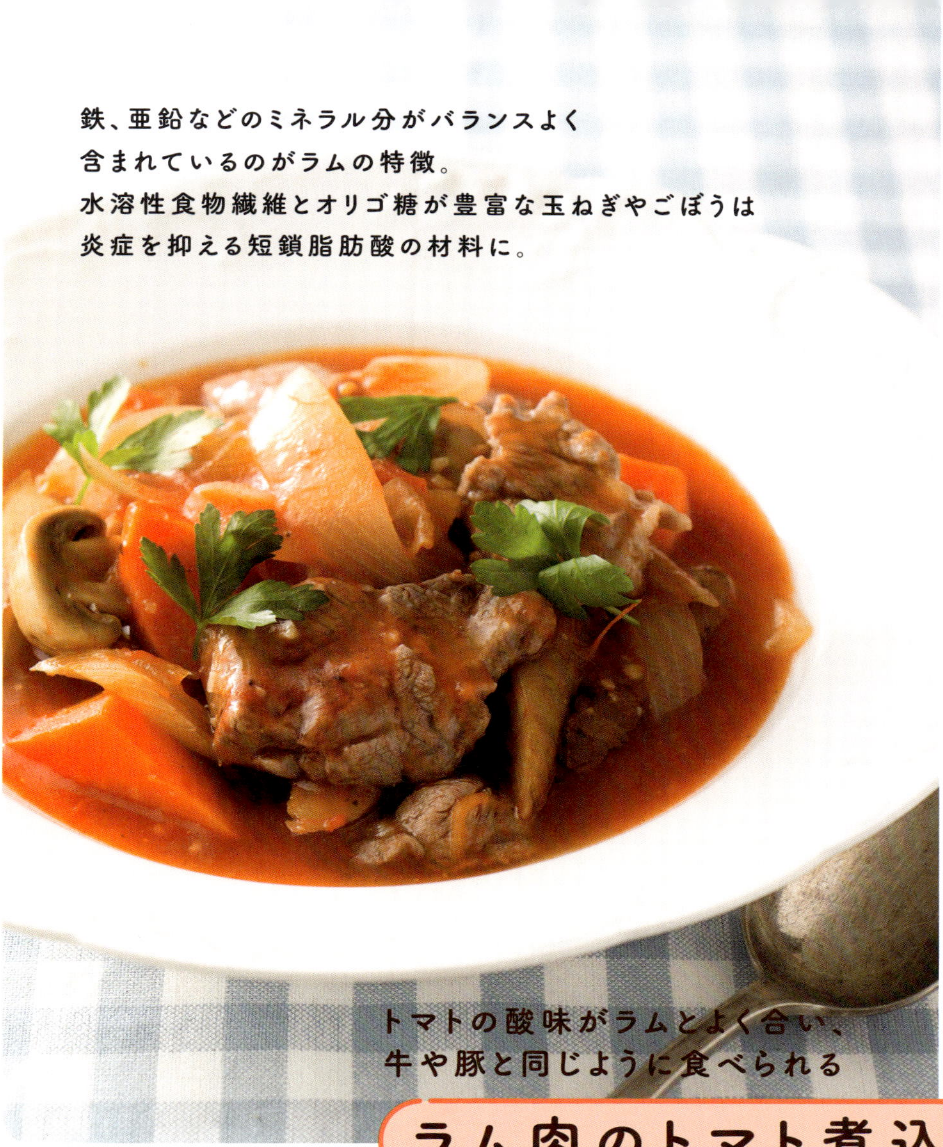

トマトの酸味がラムとよく合い、
牛や豚と同じように食べられる

ラム肉のトマト煮込み

材料（2人分）

ラム肉 … 200g
塩、こしょう … 各適量
米粉 … 少々
オリーブ油 … 大さじ1
にんにくのみじん切り … 1かけ分
縦4等分した玉ねぎ … ½個分
斜め切りにしたセロリ … ½本分
半分に切ったマッシュルーム … 4個分
乱切りにしたにんじん … 80g（約8cm分）
乱切りにしたごぼう … 80g（約½本分）
一口大に切ったトマト … 2個分
A ｛ 白ワイン … 大さじ1
　　 水 … 50mℓ

作り方

1. ラム肉は一口大に切って、塩、こしょう各少々を振り、米粉をごく薄くまぶす。
2. フライパンにオリーブ油とにんにくを入れて弱火にかける。香りが立ったら、中火にして玉ねぎとセロリ、マッシュルーム、にんじん、ごぼうを加えてまぜる。
3. 野菜がしんなりしたらトマトとAも加え、7〜8分煮る。
4. 1を1切れずつ加えていき、ときどきまぜながら10〜15分煮る。塩、こしょう各少々で味をととのえ、器に盛る。あればイタリアンパセリ少々を散らす。

テケジョ応援隊 1

テケジョは口腔ケアが大切。口腔内の「炎症」をなくして鉄の吸収をよくしましょう

奥平先生とは何度もいっしょに講演会をさせていただきました。舌粘膜の状態や歯肉出血などから鉄欠乏が予見できるので、歯科の立場でもテケジョを救えると思いました。

虫歯や歯肉炎、歯周炎は、口腔内の問題だけではなく、全身の炎症の原因になります。またブラッシング不足などで増殖した菌を飲み込むと、腸内の細菌叢が変化し、慢性炎症を引き起こすことも。炎症は鉄の吸収を低下させます。

自分の歯でしっかりよくかみ、こまかく粉砕して、胃や腸に最適な状態で送り込むことが、栄養素を効率よく消化吸収するためには不可欠です。

このレシピは、レバーが苦手でも、ハーブでおいしく食べられます。ワインやトマトピュレの酸味は鉄玉からの鉄の溶出をふやし、さらに鉄の吸収を高めます。発酵食品の赤みそは腸内環境をととのえ、にんにくやハーブは、腸内のカンジダの増殖を防ぎます。加工食品では栄養不足に。食品の質にもこだわりましょう。

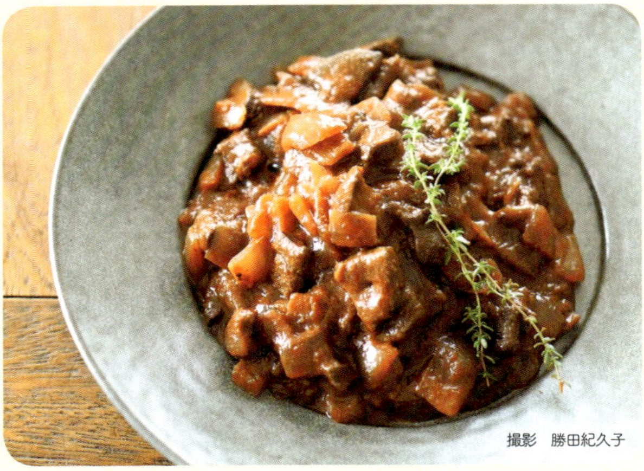
撮影　勝田紀久子

豚レバーの赤ワイン煮込み

材料（2～3人分）

- A
  - 豚レバー … 200g
  - バター … 20g
- 塩、こしょう … 各適量
- バター … 30g
- にんにくのみじん切り … 2かけ分
- 玉ねぎの角切り … 大1個分
- 赤ワイン … 300mℓ
- B
  - 顆粒スープ（コンソメ） … 1袋（約5g）
    ※化学調味料など無添加のもの
  - トマトピュレ … 200g
  - 赤みそ … 30g
  - タイムパウダー … 少々
- フレッシュタイム … 少々
  ※なければ、パセリ、バジルなどでもよい

作り方

1. レバーは一口大に切り、軽く塩、こしょうする。フライパンにAのバターをとかしてレバーを入れ、中火でさっと焼く。
2. 厚手のなべにバターを入れて中火にかけ、にんにくをいため、香りが立ったら玉ねぎを加え、よくいためる。
3. 玉ねぎが茶色くしんなりしたら、ワインを加えて煮立たせ、アルコールがとんだら、Bを入れてまぜる。さらに1を入れ、できれば「鉄玉*」を加えて30分くらい弱火で煮込む。
4. 味をみて、塩、こしょうでととのえ、器に盛り、フレッシュタイムを飾る。

＊p.63参照

テケジョへメッセージ

1. 鉄の吸収を低下させる歯肉炎や歯周炎などを予防するために、口腔ケアをしっかりと
2. 栄養素をしっかり消化吸収するためによくかんで食べましょう

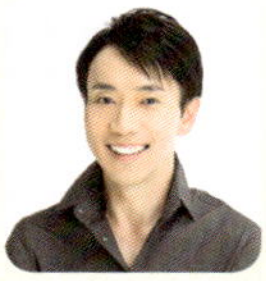

歯科医師
久野　淳さん

歯科医師、歯学博士、食事療法&栄養療法研究家。特に食習慣を見直すことを柱として、日々の診療に栄養療法を導入し、食生活指導を実践している。診療以外にも複数の医療系専門学校にて講師を務め、基礎から臨床医学、食育&栄養学に至るまで幅広く講義を行っている。

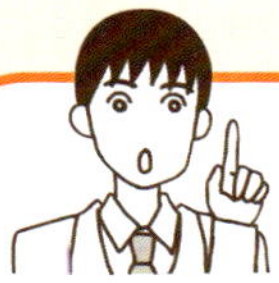

Dr.奥平より
腸をよくするには、お口の中をきれいにすることから始めましょう

テケジョ応援隊 2

胃腸が弱いテケジョには鉄と、消化のよいたんぱく質がとれるレシピを

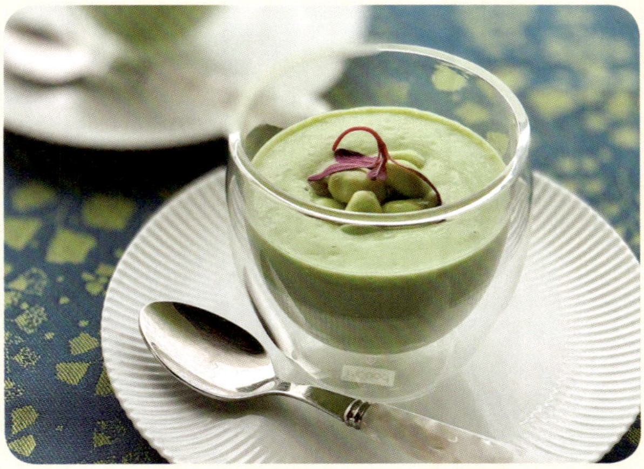

鉄を多く含むことで知られている食材というと、レバーや牛肉、かつおなどが思い浮かびますが、ここでご紹介する「サラダ菜と豆腐のすり流し」は、意外にも豊富な鉄を含んでいます。

小さなお子さま、特に離乳食期の赤ちゃんから、嚥下《えんげ》がスムーズに行えなくなる高齢者まで食べやすい料理です。また、食欲が落ちたときなどによい一品でもあります。

さらにご紹介したいのが枝豆の「蒸しいため」です。高温短時間で野菜の栄養・風味・滋味を逃さずにとることができる、オリジナルの調理法です。ほかの野菜の加熱もこの方法でお試しください。

サラダ菜と豆腐のすり流し

材料
（180mℓ入りのカップ2個分）

サラダ菜 … 1株
絹ごし豆腐 … ½丁
A だし … 250mℓ
　甘酒（無添加）… 大さじ1
　塩 … ひとつまみ

作り方

1. サラダ菜は48度前後の湯で洗い、水けをきって大まかにちぎる。豆腐は水きりしてあらくくずす。
2. 1とAをミキサーに入れ、なめらかになるまでかくはんし、カップに注ぎ分ける。
3. あれば蒸しいためにした枝豆（column参照）のさやから枝豆をとり出し、2に散らす。あればアマランサスのベビーリーフ少々も飾る。

column

枝豆の蒸しいため

枝豆200gは48度前後の湯で洗ってから、さやの片端を切り、厚手のなべに塩小さじ1、オリーブ油少々、水250mℓとともに入れてよくなじませ、ふたをして強火に4分かけて火を止める。好みのやわらかさになるまで余熱を通す。手間や時間、資源の節約にもなる、おすすめの調理法。

テケジョへメッセージ

1. 胃腸が弱いテケジョは、豆腐もたんぱく源に
2. 栄養を逃しにくい調理法、〝蒸しいため〟を試してみてください
3. 笑顔で食べることが栄養の吸収をよくします

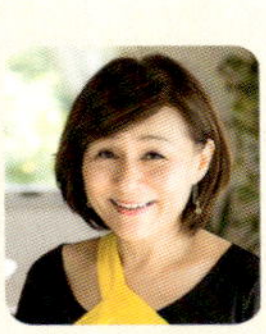

料理研究家
若林三弥子さん

日本でいちばん予約がとれないと評判の料理サロン「ボアメーザ」を主宰。10年間に10冊の著書を上梓、版を重ねている。「人は人を幸せにすることでしか幸せになれない」と説く「幸せをよぶ講演会」も全国各地で開催。

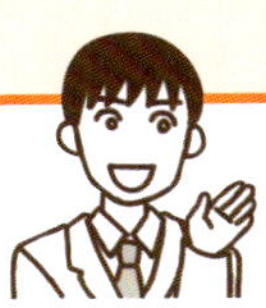

Dr.奥平より
楽しく食べることが、胃酸の分泌を促し、鉄の吸収を高めます

テケジョ応援隊
3

鉄をしっかりとる食事で、ココロも体も元気になり、子どもの成績も上がります

私は三島塾という、少人数制の塾を主宰しています。

食事が糖質に偏りすぎ、鉄やたんぱく質などの大切な栄養素が足りないと、疲れやすく、集中力が落ちるため、学習のパフォーマンスが落ちます。また、イライラや落ち着きのなさなどもみられます。

そのことについて、奥平先生と全国で講演をしました。

三島塾には、東大・京大、難関大学、医学部、有名中学・高校をめざす生徒、また、スポーツ少年少女、不登校・摂食障害の生徒もいて、同じ部屋で勉強し、私の手作り料理を食べています。家でも糖質オフで高たんぱくな食事を実践、受験の成功はいうに及ばず成績や運動記録の向上などの実績をあげています。さらに体や心の問題の改善にも目覚ましい効果が出ています。

食事は体だけでなく、心もつくると実感しています。まずは、鉄たっぷりの料理に挑戦。

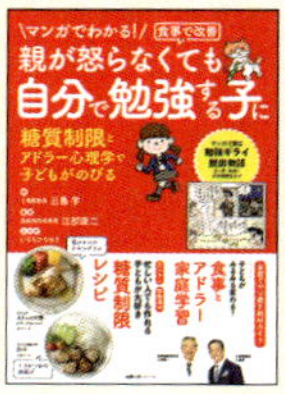

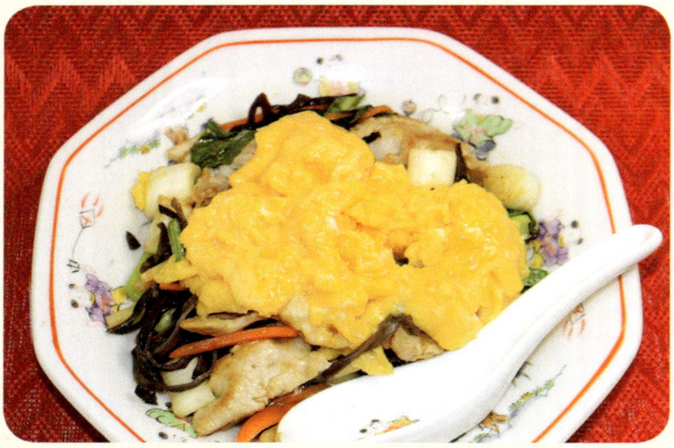

きくらげと豚肉の卵いため

材料（1人分）

きくらげ（乾燥）… 5g
豚肩ロース薄切り肉 … 150g
A　塩 … 小さじ1
　　こしょう … 少々
　　水どきかたくり粉※ … 小さじ2
※かたくり粉、水各小さじ1をまぜたもの
とき卵 … 2個分
B　糖質ゼロ酒・水どきかたくり粉 … 各小さじ1
ラード … 大さじ3
しょうがの薄切り … 1かけ分
1cm厚さに切ったねぎ … ½本分
ゆでたけのこの薄切り … 30g
にんじんの薄切り … 20g
C　米酢 … 小さじ1
　　しょうゆ … 小さじ2
　　糖質ゼロ酒 … 大さじ1
　　こしょう … 少々
　　水どきかたくり粉 … 小さじ2
3cm長さに切った小松菜 … 2本分
ごま油 … 少々

作り方

1. きくらげは湯でもどす。石づきをとり、一口大に切る。
2. 豚肉は4cm幅に切り、Aの塩、こしょうを振り、水どきかたくり粉を加えまぜる。
3. とき卵にBをまぜる。
4. 中華なべを強火で熱してラード大さじ2をとかし、3を流し入れる。へらで大きくまぜ、ふんわりした状態のまま火を通し、皿にとり出す。
5. 中華なべをきれいにして残りのラードを入れ、2の肉を強火で焼く。色が変わったらしょうが、ねぎを加える。
6. 香りが立ったら、たけのこ、にんじんを加えていため、しんなりしたらきくらげも加え、いため合わせる。
7. Cを加えてよくまぜ、小松菜を加え、仕上げにごま油で香りをつける。皿に盛り、4をのせる。

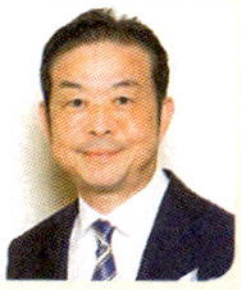

学習塾 塾長
三島 学さん

1950年宮城県蔵王町生まれ。予備校講師時代に「ブドウ糖は脳の栄養」を信じて糖質三昧。2型糖尿病となり、2011年、改善のために「江部式糖質制限」を実践。北九州と東京にある「三島塾」で糖質制限食とアドラー心理学に基づく指導をして顕著な効果をあげている。

テケコへメッセージ

成長期には、鉄がたくさん必要です。
鉄欠乏の解消で、記憶力や集中力がUP!

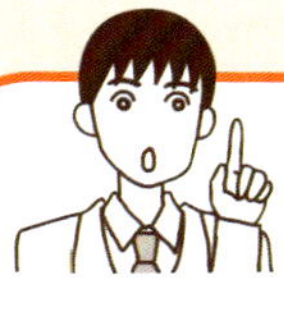

Dr.奥平より

テケコだと、学習や運動のパフォーマンスが落ちてしまいます

テケジョ
応援隊
4

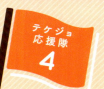

ミネラルの吸収アップに粉だしを活用しましょう テケジョやテケコを健康に！

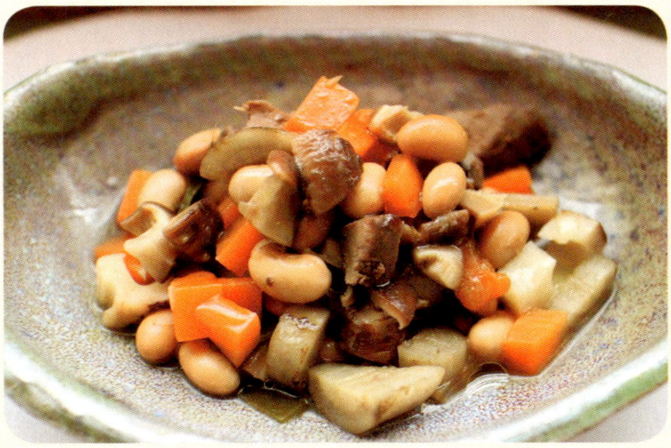

現代食のミネラル不足の問題に取り組み、発達障害やうつ状態のかたがたに、ミネラルを補う食生活をすすめてきた中で奥平智之先生のご著書『食べてうつぬけ』は、大きな希望となりました。
　手軽なミネラル補給法として、煮干しや昆布、あごなどの天然だしを粉状にして、かけたりまぜたりするようすすめてきましたが、さらに調理に鉄製の器具を使ったり、吸収率を高める酢やレモン汁をいっしょに使ったりするようすすめると、「頭痛から解放された」「疲れにくくなった」などの声が寄せられました。
　加工食品は、製造過程でミネラルが減少することが、実測調査で判明しています。加工食品に添加されることが多い食品添加物のリン酸塩は、体内でミネラルを吸着し、排泄します。
　ひとりでも多くのかたが、現代食の実態を知り、ミネラルを補う食習慣を身につけ、『鉄欠乏』を解消して、元気になるよう祈っています。

鶏レバーの五目豆

材料（2～3人分）

鶏レバー…130g
干ししいたけ…10g（約5個）
オリーブ油…大さじ1
A 酢…大さじ2
　しょうゆ…小さじ2
角切りにしたにんじん…100g（中1本分）
角切りにしたごぼう…60g（約1/2本弱）
角切りにしたれんこん…60g（大1/3節分）
蒸し大豆…120g
粉末だし（煮干し、あご、昆布などの混合）…大さじ1
しょうゆ…大さじ2
酒…大さじ1
塩…小さじ1

作り方

❶干ししいたけはたっぷりの水につけてラップをのせ、やわらかくもどす。もどし汁150mℓはとっておき、しいたけは角切りにする。
❷鶏レバーはよく洗い、角切りにする。
❸フライパンを中火で熱し、オリーブ油をなじませ、2をさっといため、Aを振りまぜる。
❹にんじん、ごぼう、れんこん、しいたけ、大豆、粉末だしを加えていためる。
❺野菜に油が回ったら、しいたけのもどし汁、しょうゆ、酒、塩を加え、野菜に火が通るまで煮る。

テケジョへメッセージ

1 加工食品は加工の工程でミネラル分が減少。食事でもっとミネラルを

2 リン酸塩（食品添加物）はミネラルを吸着して排泄するので、なるべく避けて

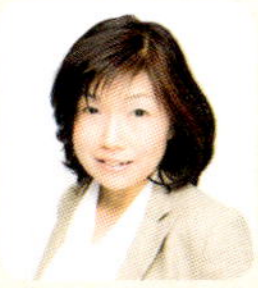

食学ミネラルアドバイザー
国光美佳さん

一般社団法人国際食学協会理事。著書『食べなきゃ、危険！—食卓はミネラル不足』新装版（三五館シンシャ）にてミネラル補給レシピとともに、発達障害、うつ症状、低体温などの改善事例を執筆。『奇跡の食育2』（美健ガイド社）監修。

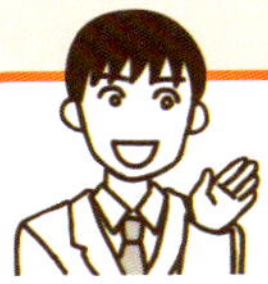

Dr.奥平より
外食が多い人は、鉄などのミネラル不足に注意しましょう

テケジョ応援隊 5

東洋医学の食事「薬膳」で胃や腸を整えて、鉄の吸収をよくしましょう

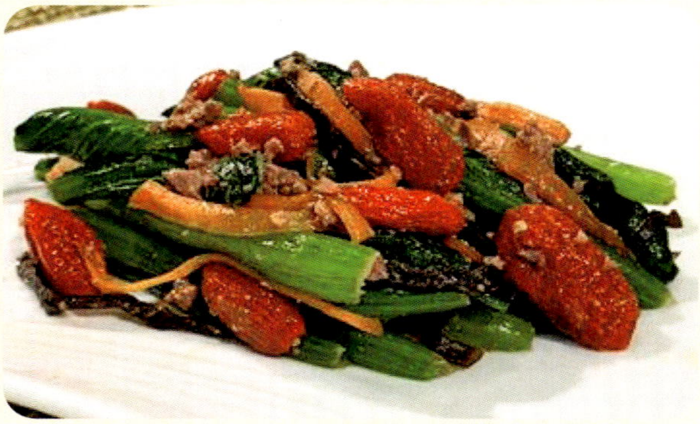

クコと小松菜のレバーあえ

材料（4人分）

クコの実（乾燥）… 10g
酢 … 大さじ1
豚レバー … 200g
A | 砂糖、しょうゆ、酒、ごま油 … 各大さじ1.5
　| おろししょうが … 大さじ1
にんじんのせん切り … 1本分（100g）
きくらげ … 6g
小松菜 … 1束
高野豆腐 … 2個
塩麹 … 小さじ2

作り方

1. クコの実はひたひたの湯でゆでてもどし、酢をまぶす。
★クコの実は乾燥状態のまま米酢とびんに入れ、7〜10日漬けてもどすと、ゆでずに使える（クコの実1、米酢3の割合で）
2. レバーは牛乳少々（分量外）をまぶし、洗い流して血抜きをする。こまかく切って小なべに入れ、Aを加えて8分ほど煮る。汁けがとんだら、すり鉢でする。
3. にんじんはさっとゆでる。きくらげは少量の水でゆでもどし、石づきをとる。小松菜はさっと湯に通して洗い、3cm長さに切る。高野豆腐は水につけてもどし、さっとゆでて、細切りにする。
4. 3の水けをきってボウルに入れ、塩麹を加えてまぜる。10分おいて汁けをきり、2のレバーに加えてあえ、1を散らす。

薬膳とは東洋医学に由来し、「食＝薬」の考えで作った季節の影響による不調や体をととのえる食事です。たとえば、クコの実は漢方では枸杞子（くこし）、西洋ではゴジベリーと呼ばれますが、薬膳では血液や栄養を養い、ホルモン調整に欠かせない食材です。
鉄を補う食材といえば、レバーなどの鉄が豊富な食材を思い浮かべますが、薬膳ではベリー類、なつめ、ナッツ類などが貧血のかたによく使われます。同時に、元気を養い、胃腸機能をすこやかにする豆類や菌類、発酵食品も不可欠です。消化吸収力が欠けると、栄養がきちんと養えないからです。つまり、単に鉄を補うだけではなく、体全体の調整を重視し、自然な形で回復に導きます。さらにシナモン、しょうがなど抗炎症や抗酸化、抗菌の食材もいろいろあります。

テケジョを救う食事として東洋医学の知恵をとり入れた「薬膳」の活用をおすすめします。

テケジョへメッセージ

テケジョは、赤色や黒色の食材、
たとえば、クコの実やなつめ（食べすぎには注意）、
黒ごまや黒きくらげなどを。
赤は血液に栄養を与え、
黒は副腎を養い炎症体質改善に。

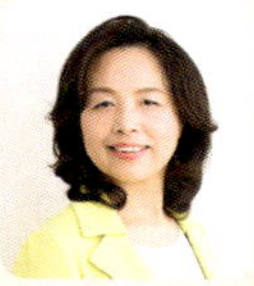

中医医師
和田 暁さん

1984年中国上海中医薬大学卒後、同付属病院勤務などをへて、薬膳アカデミアを主宰。日本を拠点に世界各国へ出向いて、薬膳の普及、薬膳師の資格養成に努める。体内に蓄積されている鉄の総量を示す、血中フェリチンが薬膳生活で、炎症がない状態で180ng/mℓは自慢。

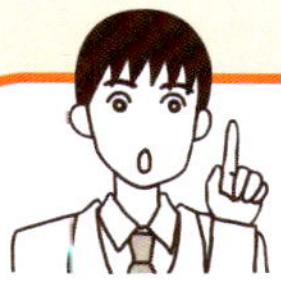

Dr.奥平より

テケジョは、東洋医学の食養生「薬膳」も活用して鉄の吸収を高めましょう

テケジョ応援隊
6

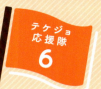

妊娠・出産でテケジョに…妊娠中や産後のうつ予防に積極的に鉄などの栄養を

私自身、妊娠・出産をへて、体やココロの不調を経験し、食生活を見直さなければと思い、栄養学を学び直しました。

いま思えば、私自身が産後、テケジョだったので、奥平先生のテケジョを救う活動に賛同し、応援し続けています。

妊娠中から赤ちゃんにたくさんの栄養を与えているため、産後もママの体は栄養不足になりがちです。

疲れやすさや、ちょっとした不調、イライラやモヤモヤ、憂うつなどは、もしかすると、たんぱく質や鉄などの栄養不足で起きているのかもしれません。ママが元気で心穏やかでなければ、子育てはとてもつらいものになってしまいます。

ご紹介したスープなら、簡単に作れて、たんぱく質と鉄がとれ、ビタミンCで鉄の吸収率もさらにアップします。

あさりのかわりに、鶏の手羽元やカキなどを入れるのも栄養豊富でいいですし、季節の野菜を加えるとバリエーションも楽しめます。

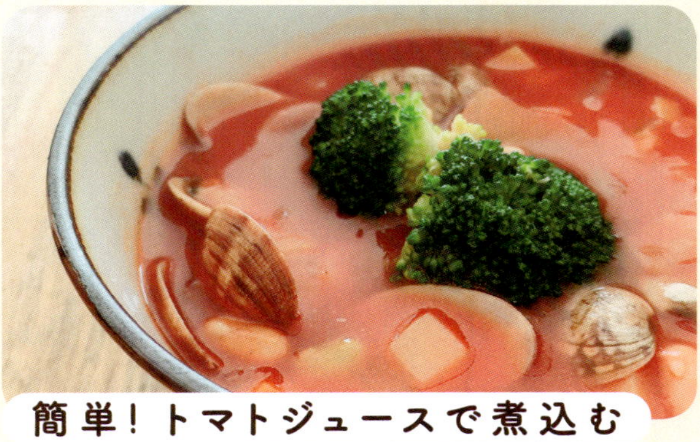

簡単！トマトジュースで煮込む食べるスープ

材料（2人分）

あさり（砂出ししたもの、殻つき）… 150g
蒸し大豆（ゆで大豆でも）… 50g
ブロッコリー … 30g
玉ねぎ … 100g
にんじん … 80g
じゃがいも … 50g
※野菜はキャベツやさやいんげんなど、家にあるものでよい
オリーブ油 … 大さじ½
にんにくのみじん切り … 1かけ分
トマトジュース（食塩無添加）… 500㎖
ローリエ … 1枚
塩、こしょう … 各少々

作り方

1 彩りをよくするためブロッコリーは塩ゆでにする。
2 ほかの野菜は必要なら皮をむき、好みの大きさに切る。
3 なべにオリーブ油とにんにくを入れて弱火にかける。香りが立ったら2を加え、中火でいため、あさりも加える。
4 かぶるくらいの水を加え、強火でひと煮立ちさせる。
5 火を弱めてアクをとり、トマトジュース、大豆、ローリエを入れ、野菜に火が通るまで煮込む。塩、こしょうして、ブロッコリーを加えれば完成。
★煮込むときに、あれば鉄卵を入れる。

テケジョへメッセージ

1 妊娠前から、赤ちゃんと自分のために鉄などの栄養素を十分に補充しておきましょう

2 たんぱく質やビタミンCで鉄の吸収率アップを心がけて！

3 未来ある子どもたちにも、早い時期から栄養の大切さを理解してほしいです

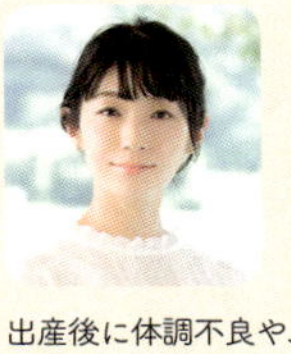

管理栄養士
日比洋子さん

出産後に体調不良や、子どものアレルギー、夜泣きなどを経験し、子育てをつらく感じた。体調を見直すために栄養療法を学び、実践。日々の食事の重要性をもっと認識し、つらい経験をする人が減ってほしいという想いから、講演活動や個別相談を行っている。

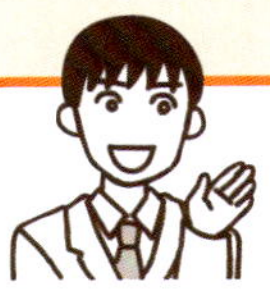

Dr.奥平より

妊娠時の鉄欠乏は、胎児の成長発達や母親の心身に影響を与えます

テケジョ応援隊 7

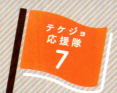

スピルリナのスムージーで栄養補給。スーパーフードがテケジョを救う！

奥平先生の講演を拝聴して、スーパーフードがテケジョを救うのではないかと思いました。

「スーパーフード」とは、〝特に健康と幸福に有益であると考えられている栄養価の高い食品〟とオックスフォード英語辞典に定義されています。

とくにテケジョにおすすめしたいのはスピルリナ。すべてのアミノ酸をバランスよく含み、鉄やマグネシウムなどのミネラルも豊富です。

これをベースに、ビタミンCをたっぷり含むいちご、カルシウム、ビタミンC、β-カロテンが豊富な小松菜、整腸作用のある食物繊維やペクチンが豊富なりんごを組み合わせて、きれいな色のスムージーにしてみました。

スムージーなら材料をミキサーに入れてまぜるだけ。しかも、歯でかむよりも、野菜や果物がしっかり粉砕されるので、中の栄養素を効率的に消化吸収できます。中身をお好みでいろいろかえれば、毎朝でも飽きません。

スピルリナといちごのスムージー

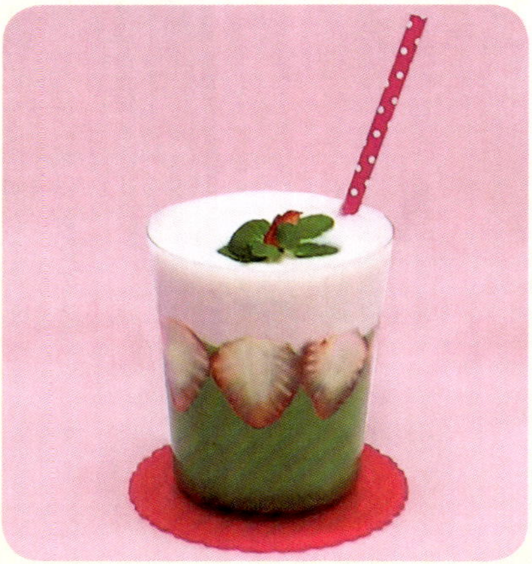

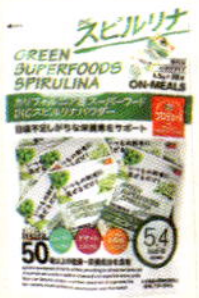

スピルリナ パウダー（DICライフテック）

スピルリナは健康食品店や通信販売などで購入できる。写真のものは便利な小分けタイプ。持ち歩いて外出先でもサラダやドリンク、料理に加えられる。

材料（2人分）

A
- スピルリナパウダー…3g
- 3cm長さに切った小松菜…1本分
- りんご…½個
- アーモンドミルク…100mℓ

B
- へたをとったいちご…4個
- アーモンドミルク…100mℓ

- 飾り用のいちご…2個
- 飾り用のミント…適量

※材料のアーモンドミルクは、ココナッツミルクや豆乳にかえてもよい

作り方

1. 飾り用のいちごはへたをとって薄切りにし、グラスの内側にはりつける。
2. Aのりんごはよく洗い、種と芯をとり除き、皮つきのまま3cm角に切る。Aのほかの材料とともにミキサーに入れてかくはんし、1にゆっくりと注ぐ。なお、好みでレモン大さじ1を足し、酸味をきかせ、上下の層に味のメリハリをつけてもおいしい。
3. ミキサーにBの材料を入れてかくはんし、2にゆっくりと注ぎ、ミントといちごを飾る。

テケジョへメッセージ

1. テケジョ脱出のためにはたんぱく質も大切です
2. 消化吸収のよいスムージーはテケジョの味方
3. 鉄が豊富で栄養たっぷりのスーパーフードをとり入れて

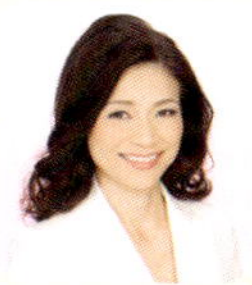

薬剤師
井手口直子さん

帝京平成大学薬学部教授、薬学博士、（社）日本スーパーフード協会理事、日本オーソモレキュラー医学会理事。スーパーフードの活用で未病予防、健康増進の情報を発信。日本スーパーフード協会では、メディカルスーパーフードアドバイザーなどの認定セミナーも実施。

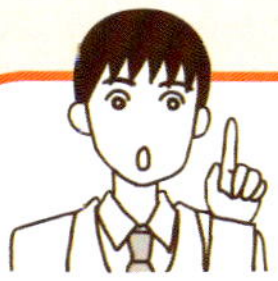

Dr.奥平より

テケジョは胃腸の粘膜が弱いので、消化や吸収がよいスムージーを

テケジョ応援隊 8

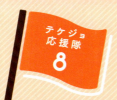

やせられない女性の多くはテケジョ。美肌やキレイな髪と爪にも鉄が大切です

奥平先生の講演会に何度も参加し、美容における鉄の大切さを再認識しました。

太っているから栄養は足りているはずという人が多いのですが、それはまちがいです。

肥満につながりやすい症状である冷え、むくみ、運動不足、間食、月経前の過食には、鉄不足が関係しているかも。

鉄を意識して摂取するだけでも代謝は上がりやすく、自然とやせていく人もいます。

食べることをひたすらがまんするのではなく、食べたものを効率よくエネルギーに変える、つまり代謝のよい体になって、万年ダイエッターを卒業したいと思いませんか？

栄養を十分にとり、体の基盤ができれば、少しの食事制限と適度な運動、休養（睡眠・ストレスケア）という基本的なことを心がけるだけで、無理なくやせてきます。

さらに肌も髪も潤って美しくなり、メンタルも安定するので、体型美だけでない内側から輝くトータルビューティが手に入るのです。

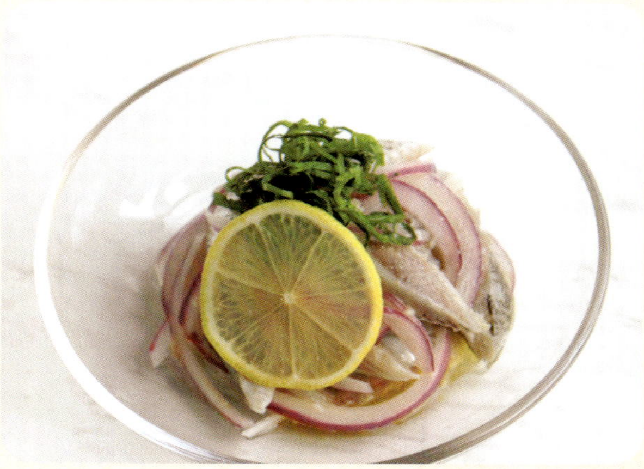

赤玉ねぎといわしのマリネサラダ

材料（2人分）

刺し身用いわし
…3尾分（約150g）
薄切りにした赤玉ねぎ
…½個分（100g）
青じそ…4枚
塩…少々
A
- レモン汁…大さじ1
- オリーブ油…大さじ1
- にんにくのみじん切り…小さじ½
- 塩…小さじ1
- あらびき黒こしょう…適量

飾り用のレモンの薄切り
…適量

作り方

1. 赤玉ねぎは5分ほど水にさらして辛みをとる。青じそはせん切りにする。
2. いわしは塩を振ってしばらくおき、表面に出た水けをキッチンペーパーでふく。
3. ボウルにAを入れてよくまぜ、水けをきった玉ねぎ、いわしを加えてさっとまぜ、5〜10分おいて味をなじませる。
4. 皿に盛り、青じそとレモンを飾る。

テケジョへメッセージ

1. 美肌を作るコラーゲンは鉄＋たんぱく質＋ビタミンC
2. きれいな髪や爪にも鉄が必要です
3. ビューティオーラは心と栄養が満たされていればこそ出るもの

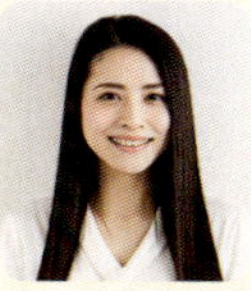

管理栄養士
林 佳奈さん

健康食品管理士。高橋ファミリークリニック（名古屋）にてオーソモレキュラー栄養療法の食事指導およびサプリメント相談を担当。ホリスティックビューティアドバイザーとして女性の健康美をサポートするカウンセリングや講演活動も行っている。http://kanahayashi.com

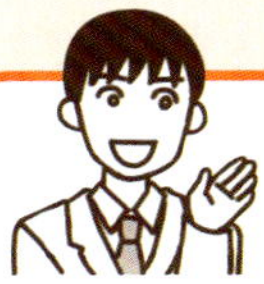

Dr.奥平より

エネルギー産生不足や低血糖から糖質過多のテケジョは多いです

テケジョ応援隊 9

食物繊維を含む野菜は、腸内環境をよくするので、テケジョには大切

ベジデコサラダ®とは、「見て楽しい！食べて楽しい！笑顔があふれる！」サラダというコンセプトで、2015年に私が発案したもの。日本伝統の糀や豆腐などを使い、野菜のナチュラルな色合いを生かして作っています。今回は自宅で作れるレシピを考えたのでぜひ、お試しを。

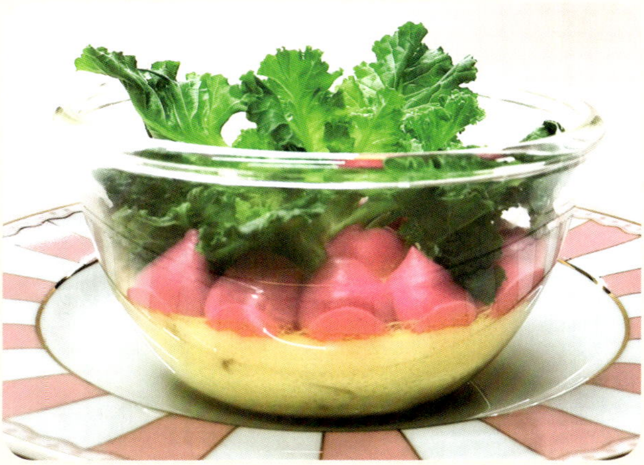

ベジデコサラダ®フラン

材料

小さくカットした乾物…5g
（天日干しの大根やにんじん）
水…45g
とき卵…1個分
塩糀…3g
プチヴェール®…2個
※なければ小さなタイプのケール2枚でもよい
ビーツの豆腐クリーム
（column参照）…30g

作り方

❶ボウルに乾物、水、塩糀、とき卵を合わせ、よくまぜる。これを耐熱の容器に入れる。
❷蒸気が十分に上がった蒸し器に1を入れ、15〜20分蒸す。
❸蒸し上がったフランに別に蒸したプチヴェール®と豆腐クリームを飾る。

column

覚えておきたい！ビーツの豆腐クリーム

材料（直径約10cm 1個分）と作り方

❶かた豆腐（市販品）30gは軽く洗い、キッチンペーパーで水けをふきとる。一口大にちぎってハンドブレンダーでかくはんする。かた豆腐がなければ木綿豆腐の水けをよくきって使えばよい。なめらかになったら一度止め、周りについた豆腐をゴムべらで落とし、ムラがなくなるように再びかくはんする。
❷ビーツのピュレ（市販品）4gを加え、なめらかになるまでかくはんする。手に入らない場合はビーツの水煮の汁をきって刻んで加える。
❸甘糀（甘酒）4gと塩糀1〜1.5gを加え、さらにかくはんする。
❹オリーブ油小さじ1を少しずつ加えてかくはんする。もったりとなったらでき上がり。

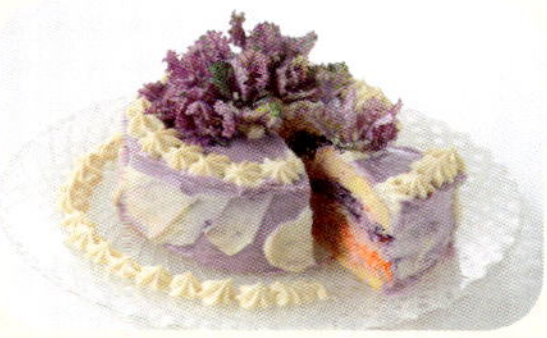

ベジデコサラダ®は、砂糖不使用、小麦不使用。作り手の好みでいろいろなデザインに作れます。

ベジデコサラダ®公式サイト
https://vegedecosalad.com

テケジョへメッセージ

砂糖いっぱいのケーキを野菜いっぱいのサラダケーキに置き換えてテケジョから脱出しましょう！

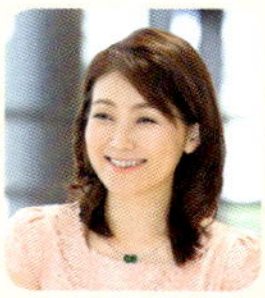

ベジデコサラダ®デザイナー
森安美月さん
日本ベジデコサラダ®協会理事長。ホリスティックヘルスコンサルタント。グルテンフリー料理家でもあり、健康と美のために、ノンシュガーでグルテンフリーなレシピを開発、発信中。ベジデコサラダ®のデザインはもちろん、ショップ経営のほか、レシピ本も刊行している。

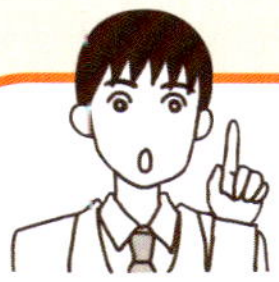

Dr.奥平より

野菜の食物繊維やビタミンCなどの抗酸化物質は炎症の軽減に

テケジョ
応援隊
10

テケジョとテケコを救う おやつは低糖質&鉄強化の「テケスイーツ」で

私は金沢で洋菓子店を営んでいます。2010年の秋ごろに、糖尿病を患っているお客さまから、低糖質のスイーツを販売してほしいとリクエストがありました。研究を重ね、2011年から低糖質スイーツの販売を開始しました。
　そして、私自身も低糖質食にシフトし、7か月で13kgの減量に成功。この経験を伝えるため、講演会なども開催しています。そんななか、2016年に大阪の講演会で奥平先生と出会い、血液解析による栄養分析を目の当たりにして驚き、先生の説く「鉄」の重要性に目覚めました。
　低糖質や鉄の大切さを広く女性に知ってもらうために、糖質オフスイーツに鉄を強化した「鉄子の部屋」というガトーショコラを開発し、販売を開始。現在は、「鉄子のトリュフ」も販売しております。
　最近は、奥平先生の病院のメンタル不調や糖尿病の患者さんに「カラダにいいおやつ」をご提供しており、とても好評だと聞いております。

おいしく鉄を強化！ ココナッツミルクムース

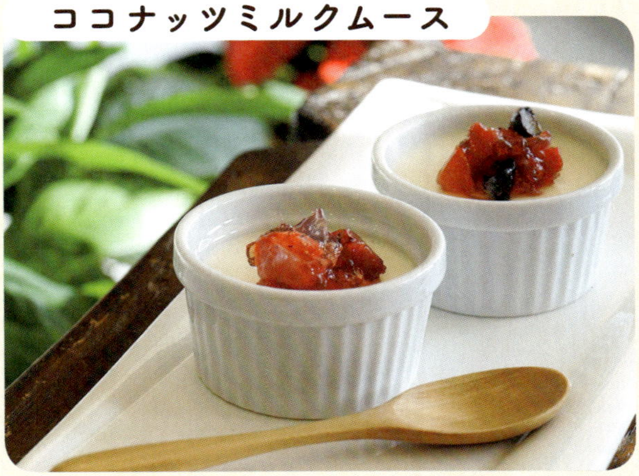

材料（ココット小3個分）

A
- ココナッツミルク（またはアーモンドミルク）…150g
- 鉄…5g（小さじ1）
  ※「クッキングサプリFe」（太陽化学）を使用。通販で購入できる
- ラカント…10g（小さじ2）
  ※スーパーマーケットやドラッグストアで購入できる
- 水…50g（大さじ3）

板ゼラチン…1枚（粉ゼラチンなら2g）

作り方

1. 板ゼラチンを水でもどす。
2. Aを厚手のなべに合わせ、焦がさないように弱めの中火にかけ、へらでまぜながらあたため、材料がとけたら、1の水けを軽くしぼってちぎり、加える。よくまぜてとかす。
3. ボウルに氷水を用意し、2のなべ底だけをつけて、まぜながら冷ます。とろりとしてきたら、好みのカップに注ぎ、冷蔵庫で冷やし固める。あればベリー類などを飾ってもよい。

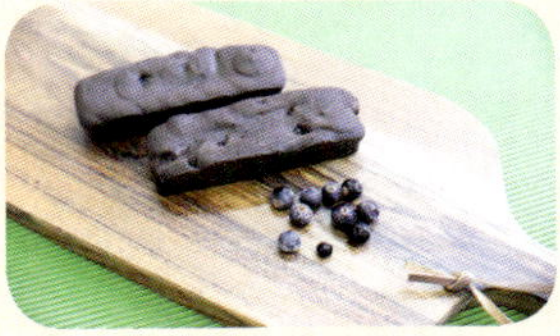

写真は「鉄子の部屋」。鉄とビタミンCを強化した糖質オフ・グルテンフリーのガトーショコラ。低糖質のチョコレートガナッシュに鉄を加え、カシスで風味をつけたチョコレート、「鉄子のトリュフ」も販売。

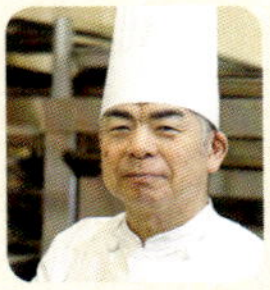

糖質オフ・グルテンフリー&鉄強化スイーツの研究家
堀田茂吉さん

1956年生まれ。堀田洋菓子店店主。石川県金沢市で2011年より糖質オフスイーツの研究と商品化にとり組む。2016年に奥平先生と出会い、鉄の重要性に目覚める。現在、鉄を強化した糖質オフスイーツを販売中。「もきちの糖質オフスイーツ」でネットでも購入可能。

テケジョへメッセージ

鉄強化のスイーツなどを通じて、栄養の大切さを知ってほしいです

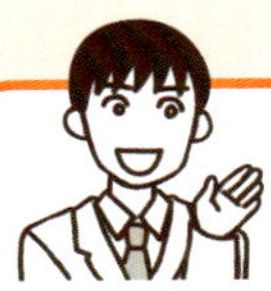

Dr.奥平より
低糖質やグルテン・カゼインフリーで炎症を減らし、鉄の吸収を改善

食事日記のつけ方

- 毎日、食べたものをすべて記入します。
  「ジュース1杯」「チョコ1かけ」など小さなものも忘れずに。
- 「その他」のところには、体の変化などをメモしておきましょう。
- 1週間単位で食事内容を見直し、「糖質が多い」
  「たんぱく質が少ない」など　気づいた部分を次週に生かしましょう。

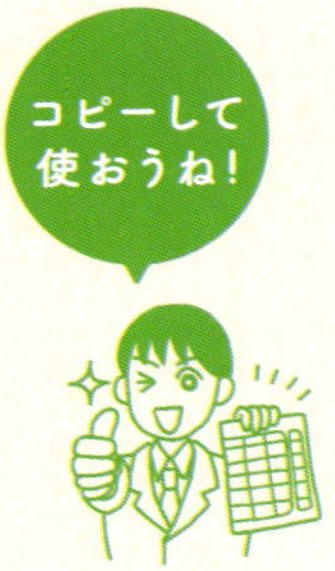

			記入例
／	／	／	5／15
			トースト2枚（いちごジャム、バター）、目玉焼き、トマト、コーヒー1杯
			カレーライス、サラダ、アイスクリーム
			ごはん、みそ汁、さんまの塩焼き、サラダ、ビール1杯
			チーズケーキ、コーヒー2杯
			・仕事でミスが多かった ・夜あまり眠れなかった
便の回数（　）回 かたさ（硬・普通・軟）	便の回数（　）回 かたさ（硬・普通・軟）	便の回数（　）回 かたさ（硬・普通・軟）	便の回数（ 2 ）回 かたさ（硬・普通・軟）

食事日記をつけよう！

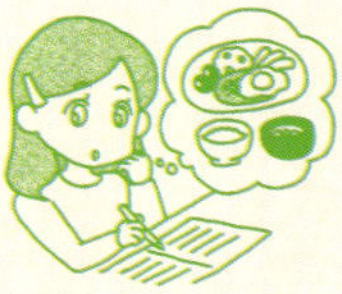

「私も鉄欠乏かな？」「テケ食を始めよう」と思ったなら、いますぐ始めてほしいのは、食事日記をつけることです。現在の食事内容を客観的に知り、改善ポイントを見つけましょう。また、テケ食をスタートしてからの自分の変化にも気づきやすくなります。

	／	／	／	／
朝				
昼				
夜				
間食				
その他	便の回数（　　）回 かたさ（硬・普通・軟）	便の回数（　　）回 かたさ（硬・普通・軟）	便の回数（　　）回 かたさ（硬・普通・軟）	便の回数（　　）回 かたさ（硬・普通・軟）

奥平 智之

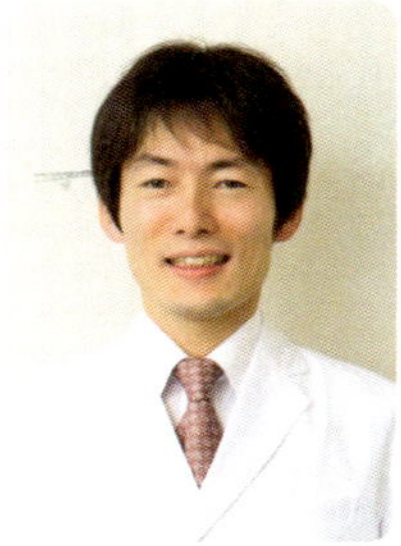

医療法人山口病院精神科 部長（埼玉県川越市）／
日本栄養精神医学研究会 会長／精神科医・漢方医

「メンタルヘルスは食事から」をモットーに栄養学や東洋医学をとり入れた臨床を行っている。貧血がなくても鉄欠乏の女性を「鉄欠乏女子（テケジョ）」、栄養の改善だけでよくなるメンタル不調を「栄養型うつ」と命名し、メンタルヘルスにおける食事や栄養の大切さを啓蒙している。2016年に「日本栄養精神医学研究会」を設立。著書『マンガでわかるココロの不調回復 食べてうつぬけ』（主婦の友社）、『血液栄養解析を活用！ うつぬけ食事術』（KKベストセラーズ）。食事栄養療法倶楽部代表、認知症専門医、特別支援学校校医、産業医、日本うつ病学会評議員・双極性障害委員会フェローなど。

staff

マンガ・イラスト	**いしいまき**
装丁・本文デザイン	細山田光宣　南 彩乃（細山田デザイン事務所）
料理制作	大越郷子（管理栄養士）
料理スタイリング	坂上嘉代
構成	神 素子
協力	奥野英美、神谷裕子
撮影	黒澤俊宏（料理）、佐山裕子（奥平先生・ともに主婦の友社）
編集担当	近藤祥子（主婦の友社）

マンガでわかる
食《た》べてうつぬけ 鉄《テ》欠《ケ》乏《ジ》女《ョ》子救《きゅう》出《しゅつ》ガイド

2019年４月20日　第1刷発行
2019年６月10日　第2刷発行

著者　**奥《おく》平《だいら》智《とも》之《ゆき》**
発行者　矢崎謙三
発行所　株式会社主婦の友社
〒101-8911
東京都千代田区神田駿河台2-9
☎03-5280-7537（編集）
☎03-5280-7551（販売）
印刷所　大日本印刷株式会社

ISBN978-4-07-432805-5

■本書の内容に関するお問い合わせ、また、印刷・製本など製造上の不良がございましたら、主婦の友社（電話03-5280-7537）にご連絡ください。
■主婦の友社が発行する書籍・ムックのご注文は、お近くの書店か主婦の友社コールセンター（電話0120-916-892）まで。
＊お問い合わせ受付時間　月～金（祝日を除く）9:30～17:30
主婦の友社ホームページhttp://www.shufunotomo.co.jp/